新自然主義

新自然主義

高膽固醇、血壓、血糖

九成以上 不必吃藥

高血壓不用減鹽、糖尿病別怕吃水果、膽固醇真面目竟是……

腎臟科名醫 **江守山** 著

目　錄
contents

Part
1
高血壓不用減鹽！

Part
4
不怕高膽固醇，
只怕吃錯藥與食物！

喝逆滲透水，不用擔心喝進塑膠微粒

吃蘋果、喝天然蘋果汁

要逆轉三高，請不要拒絕醫學新知

當今，人類其實從來沒有這麼多超過 65 歲的老人在生活著，每天都可能會有新的老人健康大數據出現震撼你我，例如江守山醫師這本新書《生病一定要吃藥嗎？②高膽固醇、血壓、血糖，九成以上不必吃藥》就可能會大大的翻轉你我的舊有健康思維。

細胞新生與修復，就得靠好油、好鹽！

年紀大了每個人的血管都會逐漸的老化、硬化，說白了就是開始阻塞，如果要讓長者的血壓保持在年輕人的水平 120/70-80mmHg（毫米汞柱），容易導致末梢循環不良，畢竟長者的血壓稍微高一點，是為了保證供應全身血管的血液循環暢通，提高血氧濃度與養分供應，增強體力。

有益長者健康的好油脂是細胞最重要的材料，如果長期少油少鹽，細胞的新生與修復就不完整，更遑論所有人體必須的荷爾蒙材料就是好油脂，缺乏了這怎麼了得，所以血壓數字要看年紀，長者的血壓高一點可能還比較健康有活力！

講油就必須講到鹽，江醫師也告訴我們，鹽哪裡是十惡不赦！沒有鹽，人怎麼能生存呢？當我們攝取足夠的鹽，才會製造足夠的胃酸，也才能消化所攝取進去的好油脂料理，唯有讓身體吸收這些好油脂，才能提供身體熱量和滋養修復細胞，所以攝取適量好鹽太重要了。

吃藥方便但很傷身，想要健康就付諸行動

社會大眾對於高膽固醇一定要用藥降下來這個誤會，可能就有點大了。我每天告訴病人，人會有三高都是吃澱粉跟甜食吃出來的，必定是吃超過自己生理需求的澱粉量，長期負荷下來慢慢造成胰島素阻抗，而臨床經驗多數是先以高膽固醇跟高三酸甘油脂表現，若還是繼續我行我素，接著會出現高血糖，也就是所謂的糖尿病就開始出現了。

依據我 20 年來的臨床輔助醫學經驗，各種自然醫學整合醫學文獻論文皆顯示，攝取的好油脂會在生理代謝需求的過程中運作，讓身體變健康，反而是多餘的澱粉因為沒有辦法消耗而轉化為肝醣，最後以脂肪形式儲存。而不好的油脂就是所謂的化學製程的油或者是高溫烹煮氧化的油脂，因為無法代謝又不容易排出，最後堆積在血管壁上面，加速動脈硬化。

現代人，當發現膽固醇偏高了，擔心自己沒有吃藥會變嚴重、害怕數值太高了沒有降下來，甚至是不是藥劑量吃不夠……凡此種種說穿了其實是憂心自己能不能繼續肆無忌憚的吃。但是，卻沒有人擔心自己吃的藥到底是真的有效，還是只是把數字降下來了而已。江醫師在這本書引經據典鉅細靡遺的告訴我們，該怎麼正確吃喝！該怎麼過日子！除少數特殊體質例外，絕大多數人是不需要用藥，就可以輕易把膽固醇降下來恢復健康的。

　　在我的診間，慢性病處方箋真的不多，我總是先要求病人做好改善生活飲食起居，開始觀察一兩個月，也會前後抽血驗膽固醇做比較，如果報告顯示持續高膽固醇且不願意改變無麵飯不歡而只要求吃藥的，我才會開慢性病處方箋，接下來我會告訴他們降膽固醇的藥還有四大副作用，就是筋骨疼痛、肌肉溶解、骨質流失和肝臟損傷。

充實健康生活知識，能少用藥就不要用藥

　　病人每三個月回診時，我會利用膽固醇與血糖生化檢測報告，不斷叮嚀病人這看起來因吃藥有降低的數據，並說明不代表身體真正健康了，雖然有一利就是膽固醇數字降下來了，會減緩動脈硬化與紅血球凝集，但是卻可能製造其他更多的身體病痛。於是，苦口婆

心勸說有沒有再考慮一下改變思維，人總是會怕中風或心梗，還是會謹記在心的，久而久之，大部分病人都會主動告白自己的飲食有改變了。畢竟現代生活造就越來越多的高齡長者，我們更需要的是如何健康樂活，而非靠用藥艱難活著。

這本書的內容對於膽固醇與健康的關係寫得如此之明瞭簡潔，超乎我的想像，詳細的告訴我們什麼是對的什麼是錯的，充實自己的生活知識，利用正確的營養學改變自己的健康，能不用藥就不要用藥，絕對是大家（包括我在內）最好的健康工具書，這點與讀者們共勉，一生一世能少用藥就不要用藥，健康樂活就是王道。

中華民國能量醫學學會理事長
吉康耳鼻喉科診所暨輔助醫學特別門診院長

FB

更聰明守護自己的健康

我在門診中是一位熱中於減藥的醫生。許多患者初來時背著一堆藥物，但在我的建議及治療下，他們逐漸減藥，甚至成功擺脫藥袋。作為長期在醫療第一線的醫師，我注意到患者獲取的健康資訊往往存在偏差，這導致他們接受過多不必要的治療和錯誤的調整方式。

以膽固醇為例，我經常吃肥肉和蛋黃，膽固醇卻從未出現問題，且我的高密度脂蛋白膽固醇（HDL-C）為 86mg/dL，這是一個健康的指標。大家知道嗎？早在 2013 年，美國心臟醫學會就放棄「每天膽固醇攝取上限 300 毫克」的限制，但主流觀念仍然認為膽固醇可怕，認為它會導致心肌梗塞，因此吃藥降膽固醇似乎成了必須。

然而，很多人不知道的是，降膽固醇藥物可能將心肌梗塞的風險轉移到其他疾病上，例如糖尿病和癌症。坦白說我覺得對於病人沒有比較划算。根據《BMJ Open》的研究，有心血管疾病病史（如心肌梗塞或中

風過）患者服用降膽固醇藥物，5 年平均多活 5 天，聽起來似乎有效。但這 5 天可能都花在跑醫院領藥上，你覺得這真的值得嗎？

此外，高血壓、高血糖的情況也相似。許多人因為擔心血壓高而嚴格限制鹽分攝取，卻不知一味的減鹽飲食可能對健康造成更大傷害。同樣，多數糖尿病患害怕血糖值波動或飆高，乖乖吃藥並配合限糖飲食，甚至不敢碰水果，卻不知道攝取水果對長期控制血糖來說是有幫助的。

我知道，這種挑戰傳統觀念的看法會引起爭議，但我始終堅信：我不希望接受的治療，我的患者也不會願意。希望這本書能幫助大家成為更聰明的患者，用更自然和全面的方式管理自己的健康。

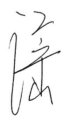

做健康決策時，更理性、更知情！

在當前的醫療環境中，我們經常看到過於依賴數據的情況，在處理三高問題時，常常有醫師認為，只要將數值控制在某個範圍內，就可以解決健康問題。然而，這種思維方式其實忽略了背後更深層的原因。

想像一下，過度注重數據就像用膠帶修補牆上的裂縫，表面上似乎能緩解問題，但時間久了，牆壁還是可能再次裂開。舉例來說，當病人的膽固醇值過高時，應該深入探討造成膽固醇升高的根本原因，而不是僅僅依賴藥物來降低數值。同樣地，對於高血糖的患者，醫生應該尋找導致胰島素阻抗的因素，以預防未來可能出現的併發症，而不僅僅是關注那些看似漂亮的數字。至於高血壓，簡單地控制血壓並不一定能降低心臟病或中風的風險，因此，我們需要從更全面的角度考量，包括各種重大疾病，來降低全因死亡率。

不可諱言，醫療研究的資助來源也對這些挑戰產生影響。許多臨床研究是由製藥公司資助的，這可能使

得研究結果受到商業考量的影響。當製藥公司支持的研究顯示某藥物有效時，他們自然會更積極推廣這些結果，而不一定會強調潛在的副作用或長期風險。此外，許多研究在短期內完成，例如 3 個月的臨床試驗，試驗結果可能被用來評估藥物的安全性，但這些藥物上市後，患者可能需要長期服用。因此，我對這樣的研究結果是否能夠真實反映長期使用的風險表示懷疑，這也讓我對用藥更加謹慎。

　作為一位醫師，我有幸接觸到更多全面和深入的醫療訊息，因此深知資訊不對等對患者所帶來的危害。許多患者在接受治療時，並不具備充分的知識來做出明智的選擇，這使得他們容易受到片斷的資訊影響。希望透過這本書，讓大家在面對健康決策時，能夠更理性、更知情。拋開各種檢測數值及飲食迷思，深入了解身體的需求，追求最適合自己的健康調整模式，這才是最重要的！

Part **1**

高血壓不用減鹽！

「過量攝取鹽分會導致高血壓」的觀念早已深入人心，
醫界也提倡減少鹽分來控制血壓。
但許多研究表明，低鹽飲食並未如預期改善健康，
甚至可能帶來風險。
現在，就來正視高鹽飲食的誤解和低鹽飲食過度推崇的弊端。

1-1

吃重鹹得高血壓是天大的誤會？

　　鹹酥雞、拉麵、燒烤、麻辣火鍋、大腸麵線、滷味……外食的重口味，又香又辣又鹹，實在令人食指大動！不過，養生專家和關心健康的爸媽總是提醒我們：「吃太鹹小心高血壓！」聽得多了，我們也不禁開始相信，重鹹的飲食會引發高血壓。然而，事實真的如此嗎？

高血壓與高鹽飲食的關聯性並不強

　　許多讀者可能會理所當然地認為「吃太鹹容易得高血壓」是正確的觀點，這也是健康宣導中的常見說法。然而，大家不妨思考一下，若真是如此，為什麼有些人養生得當，飲食精打細算，幾乎不外食，對調味料的使用也嚴格控制，但血壓卻依然居高不下；而有些

江醫師says

過量攝取鹽分 ≠ 必然導致高血壓。

人從不節制，外食頻繁，無論是重油重鹽的炒飯、炒麵，還是鐵板燒、麻辣火鍋，甚至喝火鍋湯底也毫不忌口，可是血壓卻始終保持在正常範圍內，絲毫沒有出現異常？

　　這種情況似乎與我們常聽到的「吃鹹導致高血壓」的說法不符。PURE Study（Prospective Urban Rural Epidemiology）這項始於 2003 年的大型國際觀察研究，為我們提供了一些解答。它針對來自 18 個國家、約 10 萬人的飲食習慣進行了長期追蹤調查。研究結果顯示，無論每日鹽分攝取量是低於還是超過 5 公克，對血壓的影響都不如預期般顯著。這也意味著，鹽分攝取與高血壓之間的關聯遠沒有我們想像中那麼強。

健康多一點

高血壓的類型與分類

高血壓可分為「原發性高血壓」（也稱為本態性高血壓）和「繼發性高血壓」兩大類型。其中約 95% 的高血壓患者屬於原發性高血壓，主要與環境、生活方式及飲食習慣等多種因素相關。而「繼發性高血壓」則由特定疾病引發，如內分泌失調或腎動脈異常，導致血壓上升的原因比較明確。

事實上，將高血壓單純歸因於鹽分攝取過高，這樣的結論過於簡單化。其實，影響血壓的因素更加多元和複雜，僅憑鹽分攝取來判定風險過於片面。一個人的生活習慣和整體飲食模式，例如是否抽菸喝酒、有沒有運動習慣、是不是經常吃甜食，以及是否攝取足夠的蔬菜和水果等，對於高血壓的影響更為關鍵。

血壓高低和吃鹽根本沒關係？

100 多年前，法國專家提出了鹽分可能顯著提高血壓的觀點。1950 年代，一位美國高血壓專科醫師的研究進一步支持了這一觀點。該研究將 10 隻老鼠餵以比普通食物高 20 ～ 30 倍的鹽分，觀察 6 個月。結果顯示，4 隻老鼠的血壓升高，其餘 6 隻老鼠的血壓未有變化。此研究引發了廣泛關注，促使全球專家紛紛投入調查和實驗，希望證實「鹽分使血壓明顯上升」的理論。

吃鹽不會造成血壓飆升

許多報告在討論鹽分提高血壓的觀點時，常常有意或無意地忽略了一些關鍵細節。例如，在前述的老鼠實驗中，雖然有部分老鼠血壓上升，但超過一半的老鼠血壓卻沒有變化。儘管如此，「鹽分過多會使血壓飆升，最終導致高血壓」的說法仍逐漸成為普遍認知。而且老鼠本來就不會去吃鹽巴的，當然對於攝取鹽巴會有適應上的困難。

基本上，鹽的攝入與血壓是有關的，但「吃鹽必然

會導致血壓飆升」的說法明顯過於誇張。不過，這個說法對於極少數對鹽分特別敏感的人來說可能不適用。關於這個族群，我在其他地方有更深入的說明（詳見本書「1-7 讓身體告訴你適合吃多少鹽」）。接下來，讓我們通過數據進一步探討「鹽與血壓的關係」。

研究①：每增加 1 克鈉，血壓上升 0.94/0.03mmHg

INTERSALT study 涵蓋全球 52 個中心，共有 10,079 個人參與。這是一項發表於 1988 年的橫斷面研究，即在某一時刻收集一群人的資料，了解狀況或變數間的關聯，像拍快照，不追蹤長期變化。研究發現，鈉與血壓之間的關係比較弱。具體來說，每額外攝入 1 克鈉，收縮壓會略微上升 0.94mmHg，而舒張壓的變化幾乎可以忽略不計，僅上升 0.03mmHg。

研究②：血壓正常者，每增加 1 克鈉，血壓上升 1.22/0.72mmHg

一份關於「尿鈉與血壓關係」的研究報告，由加拿大 Andrew Mente 教授所主導。該研究包括了 133,118 名來自 49 個國家和地區的參與者。數據顯示，血壓正常的人，每增加 1 克鈉的攝取量，收縮壓上升 1.22 mmHg、舒張壓上升 0.52mmHg；高血壓患者，每增加 1 克鈉的攝取量，收縮壓上升 2.08mmHg、舒張壓上升 0.72mmHg[1]。

研究③④：一天多 3 ～ 5 克鹽，收縮壓增加 2mmHg

同樣是由加拿大 Andrew Mente 教授所發表的報告。該研究探討不同鈉攝取量對收縮壓的影響，共有 102,216 名參與者，其中包括血壓正常與高血壓者、年輕人與年長者。

數據顯示，就整體樣本平均而言，一天額外增加 3 ～ 5 克鹽，平均收縮壓上升約 2mmHg。探究細項，可得知年紀輕、健康者的血壓受鹽攝取量的影響非常小，相較之下血壓高、年紀大者的血壓波動會因為增加鹽攝取量而變得稍微明顯些 [2]。

另外，根據蘇格蘭心臟研究，針對 7,354 位年齡介於 40 ～ 59 歲的參與者，探討年齡、脈搏率、BMI、酒精和鉀攝入量與血壓的關聯。研究結果顯示：鈉攝入量與血壓之間沒有關聯 [3]。

以上四個研究挑戰了「吃鹽必然導致血壓飆升」的觀點，表明鈉攝取量對血壓的影響並不像其他研究或普遍認為的那樣顯著，尤其對正常血壓者而言更為明顯（更多減鹽與血壓高低無關的內容，可以參見幸福綠光出版《不靠藥物、不減鹽，就能健康的降血壓》）。

🩺江醫師says

鹽分攝取量對血壓的影響不大，2mmHg 的變化常在測量誤差範圍內。

▶ 新研究發現：不見得「鹽」多必失

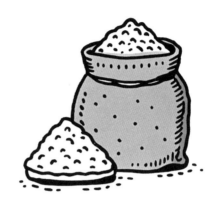

身體內的鹽是一個電解質的整體平衡，鈉和鉀穩定最重要；況且，預防高血壓也需要適量的鈉和鉀。

吃多少鹽，怎麼測最準？

日常飲食中所說的鹽主要成分是氯化鈉。氯約占60%，鈉約占 40%。按此比例計算，1 克鈉約等於 2.5 克鹽。而以實際分子量換算，可得出更準確的數字，即 1 克鈉＝ 2.54 克鹽。

至於吃進身體的鹽，可以看尿鈉數值，也就是尿液中的鈉含量。由於人體會調節體內鈉的平衡，尿鈉能準確反映鈉的攝取和排泄狀況。也就是說，相比記錄食鹽攝取量，測量尿鈉是一種更可靠和精準的方法。

鹽並沒有這麼十惡不赦！

在一次演講中，我問觀眾：「你們認為鹽重要嗎？」許多人回答：「重要！沒有鹽，美食就變得索然無味。」但是，鹽的價值僅止於此嗎？

缺鹽，身體運作可能停擺

讓我先講個故事。在古羅馬時代，募兵制下的軍餉是吸引士兵的重要手段。今天英文的「Salary」（薪水）一詞，來自拉丁文，字首 Sal 就是「鹽」（Salt），最初意指給士兵買鹽的錢。這充分顯示了鹽的重要地位。

鹽除了能為平淡的餐點提味，還在生理上扮演重要角色。它是血液、血漿和消化分泌物的重要成分。食鹽（氯化鈉）中的鈉和氯是關鍵電解質，能幫助調節

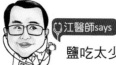
江醫師says

鹽吃太少對健康不利，這點要注意！

► 吃鹽的好處

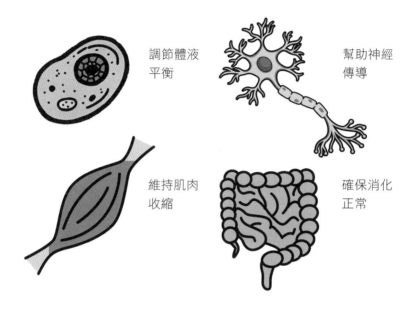

調節體液
平衡

幫助神經
傳導

維持肌肉
收縮

確保消化
正常

體液平衡、維持正常的肌肉和神經功能，並促進消化
過程。

幫助調節體液平衡：鈉離子調節細胞內外水分，通過
滲透壓維持正常功能。鈉攝取過多或過少都會影響水
分分布、血壓和細胞運作。

維持肌肉和神經作用：鈉離子幫助傳遞神經信號並促
進肌肉收縮。當體內鈉濃度正常時，神經系統能正常
工作，肌肉也能正常收縮。如果鈉不足或過多，這些
功能將受到影響。

確保消化系統正常與健康：氯離子參與形成胃酸（鹽酸），幫助分解食物中的蛋白質並消滅有害細菌。鈉離子存在於胰液、膽汁、腸液等消化液中，並促進胃液的分泌，支持食物消化和營養吸收。兩者協同作用能確保消化系統的正常運作與健康。

鹽的重要性不可忽視。簡單來說，攝取不足將導致身體機能失調，極端缺鈉的狀況下，會對健康造成嚴重影響。

適當補充鹽，讓人更長壽 ?!

鹽對維持正常的生理功能至關重要，少吃鹽不會多健康，那麼多吃鹽會多健康，活得更久嗎？你可能會感到驚訝，研究表明攝取較多鹽分的人可能活得更久。一份 2021 年發表於《歐洲心臟期刊》的研究報告，涉及來自 181 個國家的統計調查結果，顯示減少鹽分攝取可能會縮短健康壽命，而鹽分攝取較多的人反而壽命較長 [1]。

▶每日鹽分攝取量與健康壽命的關係

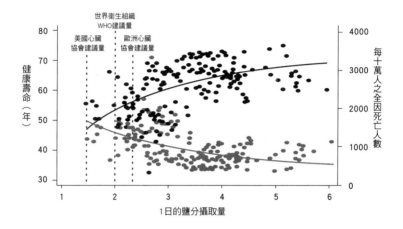

減少鹽分攝取可能縮短健康壽命，而攝取較多鹽分的人反而壽命較長。

少吃鹽降血壓？
小心死亡率升高？

提到健康飲食守則，「清淡少鹽」始終是其中一條，並且各國和世界衛生組織（WHO）對每日鈉攝取量的建議也呼應了這一點。WHO 建議不超過 2,000 毫克；美國和加拿大建議少於 2,300 毫克；英國和台灣衛生福利部則建議不超過 2,400 毫克。這些標準換算下來，約等於 6 克食鹽。

然而，減少鹽分攝取至建議量甚至更低，真能降低血壓和重大疾病風險並促進健康？大量研究報告提供了不同的見解。

降壓不成血壓反升

早在半個世紀前，Brunner 教授就在《新英格蘭醫學雜誌》上提出了減鹽飲食無助於降低血壓的觀點，因為減少鹽攝入會導致腎素和醛固酮水平升高，進而引發血壓上升[1]。隨後的研究，包括 2012 年發表在《美國高血壓雜誌》上的一項涵蓋 167 個研究的中繼分析[2]，以及另一篇研究報告[3]，均證實了減少鹽攝入會增加腎素、醛固酮、腎上腺素和正腎上腺素等荷爾蒙的

分泌，這些荷爾蒙都可能促使血壓升高。

此外，2007 年刊登在《英國醫學雜誌》[4] 和 2023 年發表於《自然醫學》[5] 上的兩篇研究同樣指出，減鹽對於降血壓無顯著效果或明顯益處。波士頓大學的 Lynn L. Moore 副教授則在 2017 年「實驗生物學」會議上的研究指出，健康人在長期低鈉飲食下血壓可能會上升[6]。」

增加代謝疾病風險

很少人會想到鹽的攝取量也會影響血糖。自 1980 年代以來，關於「鹽與胰島素」和「鹽與葡萄糖」的研究報告紛紛出現，其中不少指出「低鹽飲食會增加胰島素阻抗」。近期的研究，包括 2011 年 Rajesh Garg 教授在《新陳代謝雜誌》上的報告[7]，以及 2023 年刊登於《代謝健康雜誌》的 23 項人體臨床研究中繼分析[8]，都支持這一論點，認為低鹽飲食會導致胰島素阻抗，進而引發血糖升高、脂肪囤積和慢性發炎等一系列代謝問題，影響整體健康。這種惡性循環增加了罹患代謝疾病，如糖尿病和心血管疾病的風險。

增加心血管疾病死亡率

我們從小被教育「少吃鹽可以降血壓，進而降低罹患中風和心臟病的機率」。然而，Katarzyna Stolarz-Skrzypek、Tatiana Kuznetsova、Lutgarde Thijs 和

O'Donnell MJ 等專家學者聯手指出，事實並非如此。他們在 2008 年發表於《現代內科醫學雜誌》的研究[9]、2011 年於《美國醫學會雜誌》的調查[10]，以及 2014 年刊登於《新英格蘭醫學雜誌》的研究[11] 中均指出，降低鈉攝取量反而會增加心血管疾病的死亡率。

減鹽可能導致死亡率提升

「減鹽促進健康、延長壽命」是另一個普遍的認知。然而，自 1980 年代以來，越來越多的專家學者對此提出質疑。1988 年，國際權威醫學期刊《刺胳針》上的一份報告指出「鹽攝取越少，死亡率越高」[12]，這一

健康多一點

減鹽飲食與主要降壓藥作用比較表

減鹽飲食效果		降壓藥的作用
增加醛固酮（血管收縮、提高血壓）	對抗	血管張力素抑制劑（血管擴張、降低血壓）
增加腎上腺素和正腎上腺素（刺激交感神經活性）	相反	Beta 阻斷劑（阻斷交感神經的刺激）
導致胰島素阻抗		血管收縮素轉化酵素抑制劑（提高胰島素敏感性）

減鹽飲食和降壓藥，兩者對身體的作用完全相反。這值得我們思考在飲食中嚴格限鹽的必要性。

論述得到了多項後續研究的支持。其中包括 2006 年發表於《美國醫學雜誌》的研究 [13]、2008 年《現代內科醫學雜誌》的一篇報告 [14]、以及 2014 年刊登於《新英格蘭醫學雜誌》的一份涉及 101,945 人的研究 [15]。此外，Graudal N 教授在 2016 年於《美國高血壓雜誌》發表的涵蓋 14 篇研究的前瞻性對列分析 [16] 也認為，低鹽飲食對降低死亡率無法產生任何效果，甚至可能有反效果。

許多人一直深信，少吃鹽能降血壓，控制好血壓就能避免致命的心血管疾病。在高血壓的治療中，醫界主流也認為「控制血壓是第一優先，藥物不可少」。然而，醫學研究所委員會主席 Brian Strom 曾直白地說：「根本沒有研究顯示低鈉攝取可以產生益處」[17]，而許多研究報告也明確指出，減鹽降壓效果有限，近幾年蔚為風潮的減鹽飲食甚至可能引發嚴重的健康問題。

減鹽研究多為短期，有些顯示能降血壓，但長期追蹤大量個案的研究發現，減少鹽分攝取可能提高死亡率。短期的好處可掩蓋長期的壞處嗎？我們還要繼續一窩蜂地減鹽、限鹽嗎？

江醫師says

減鹽本為降壓，結果不成還可能傷害健康、提高死亡率。追求好看的血壓數字，真是我們需要的嗎？

低鹽飲食更傷腎？

我常問病人：你覺得血液中的鈉離子主要來自哪裡？大多數人會回答「來自我吃的食物中的鈉。」這其實是錯的，血中的鈉主要是腎臟耗費能量辛苦重吸收的結果。

減鹽可能加重腎工作量

腎臟被視為人體的「過濾器」，負責過濾血液中的各種物質，包括廢物、毒素和鈉離子。同時，腎臟還肩負維持體內電解質平衡（如鈉、鉀等）的重要功能。為了實現這一點，腎臟在過濾血液中的鈉離子後，會在腎小管中進行重吸收和排泄。通過這一過程，腎臟能夠調節血液中鈉的濃度，以維持正常的生理狀態。

根據了解，腎臟每天過濾的血液量約為 160 至 190 公升，鈉的過濾量約為 25 至 30 克。面對如此龐大的工作量，我們不禁會想：如果少吃一些鹽，體內是否就不會有這麼多鈉需要過濾和重吸收，腎臟是否能因此輕鬆一些？

然而，這個想法雖然立意良善，但實際上可能會適得其反。事實上，只有少量的鈉會被排泄到尿液中，98% 至 99% 的過濾鈉都會被腎臟重吸收，以維持體內的鈉平衡和血壓，並防止鈉的過度流失。也就是說，吃的鹽越少，體內的鈉越少，腎臟就必須更勤奮地工作以回收鈉，從而維持電解質平衡。

腎臟差者不宜嚴格限鹽

對於健康的人來說，腎臟通常能夠很好地適應不同的鈉攝入量，減少鹽分攝取通常不會對腎臟造成過大負擔或過度疲勞。然而，對於患有慢性腎臟疾病或屬於腎臟疾病高風險族群的人（如第一型糖尿病患者）來說，情況則更加複雜。

根據 2016 年發表於《美國腎臟學會期刊》的研究，追蹤了 3,939 名慢性腎病患者長達 8 年，發現當鈉攝取量保持在每天不超過 4,475 毫克（比衛生單位建議值多 2,000 毫克）時，腎功能惡化的速度相對較慢，且死亡率並未顯著增加。然而，對於鈉攝取量高於此範圍的患者，腎病進展的風險顯著上升[1]。

另外，2011 年發表於《糖尿病照護》的研究追蹤了 2,807 名第一型糖尿病患者 12 年，發現低鈉攝入與腎功能惡化速度加快及腎衰竭風險增加相關。具體而言，

鈉攝入量越低，腎功能惡化越快，腎衰竭的發生率也越高。該研究同時指出，第一型糖尿病患者每日鈉攝入量約在 3,450 毫克時，死亡率最低；當鈉攝入量低於此數值時，死亡率顯著上升，而高於 3,450 毫克時，死亡率則呈緩步上升的趨勢[2]。

此外，約有 20% 的腎臟病患者處於鹽損失狀態，這意味著他們的腎臟無法有效重吸收鈉，導致體內鈉離子大量流失。在這種情況下，患者需要適量補充鈉，以維持體內電解質平衡，避免症狀惡化和腎功能的進一步損傷。

因此，對於慢性腎病患者或腎病高風險族群而言，維持適當的鈉攝取量至關重要。過度限制或者增加鈉攝取，可能反而增加腎功能惡化和死亡的風險。

江醫師says

適量吃鹽很重要，尤其對腎臟病患者來說更重要！

1-6

多鹽沒關係，但多糖一定有事

在高血壓的討論中，鹽往往被視為主要元兇，甚至受到妖魔化。然而，我認為這種同樣呈白色小小結晶體的糖，對健康的影響常常被忽視，且高糖對血壓的危害比高鹽來得更嚴重。讓我們暫時把目光一轉，來談談血糖。

減糖比減鹽更能維持身體健康

血糖指的是血液中的葡萄糖，而白飯、水果、巧克力等甜食都是葡萄糖的主要來源。葡萄糖需要依賴胰島素的幫助才能進入肝臟和肌肉，並轉化為身體的能源。然而，當我們攝取過多糖分，尤其是精製糖時，血糖水平會迅速上升。此時，胰臟會分泌大量胰島素來降低血糖。儘管胰島素是促使細胞吸收糖分的重要荷爾蒙，但當其長期處於高水平時，可能導致一系列健康問題。

首先，過多的胰島素會使身體的細胞對其產生抵抗，這種情況被稱為「胰島素阻抗」。當細胞無法有效利用胰島素時，血糖就會長期保持在高水平，這會進一

步促使胰臟釋放更多的胰島素，形成惡性循環。

　　更重要的是，胰島素除了幫助細胞吸收糖分，還會促進腎臟對鈉的重吸收。當胰島素過多時，腎臟會保留更多的鈉，隨之而來的還有更多的水，因為水會跟隨鈉進入細胞和血液中，以保持體液的平衡。這樣一來，血液的總量會增加，心臟需要更用力、更頻繁地收縮，才能將增加的血液推送到全身，這會增加心臟的負擔，最終導致血壓升高。

　　相比之下，雖然鹽的攝取會影響血壓（但影響相對輕微，詳見本書「1-2 血壓高低和吃鹽根本沒關係？」），糖的影響則更加複雜。過量的糖不僅會影響血糖和胰島素，還能透過改變腎臟功能，進一步導致血壓上升。

　　此外，長期高血糖或胰島素抵抗，會加重腎臟負擔，最終導致腎功能逐漸下降。2014 年發表於《腎臟學》的一篇薈萃分析發現，經常攝取精緻糖會使腎衰竭的風險增加 58%。因此，減少糖的攝取對於維持健康的血壓和腎臟功能至關重要，甚至比限制鹽分更為關鍵。

►減鹽和減糖，哪個比較健康

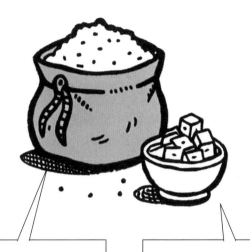

減鹽

我們的身體需要鹽來維
持電解質平衡，一味減
鹽並非王道，當然不可
以少鹽。

減糖

現代人就是要少糖，高
糖對血壓的危害比高鹽
來得更嚴重，當然要少
糖。

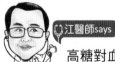

江醫師says

高糖對血壓的危害比高鹽來得更大。

讓身體告訴你適合吃多少鹽

　　我們前面提到，吃鹽並不像傳統觀念中那麼可怕，減少鹽分攝取也未必總是更好。那麼，問題來了：多到底是多少？少又是多少？畢竟，在當今資訊泛濫的時代，充斥著矛盾的健康建議，讓人不知所措。「建議量」、「建議時間」、「建議價格」等等標準答案往往讓人感到安心。

一日鈉攝取量，可以 4,000 毫克為標準

　　如果你真的需要一個具體數字，每日鈉的建議攝取量大約是 4,000 毫克，換算成鹽就是 10 克，這個量基本上和目前台灣人的平均攝取量相當。

　　這一建議來自 2015 年發表於《當前高血壓期刊》的一項研究。該研究由 Smyth A 教授及其團隊進行，綜合分析了 6 項探討「鈉攝取量與死亡率之關聯性」的研究，發現當每日鈉攝取量介於 4,000 至 4,600 毫克之間時，死亡風險最低[1]。

▶建議成年男女一日鈉攝取量

性別	每日鈉攝取量
成年男性	4,800 毫克 =12.2 克鹽
成年女性	3,600 毫克 =9.3 克鹽

資料來源：2015 年 Smyth A 教授及其團隊發表於《當前高血壓期刊》

鈉敏感型的人按照建議量吃鹽會出問題

接著，我們來談談一個特別的族群，一個即使按照建議量攝取鹽也會出現問題的群體──鈉敏感型人群。

鈉敏感型的人對於鹽（主要是鈉）的攝取特別敏感，這類人約占全球人口的 15 ～ 20％，其中非洲裔美國人的比例尤其高，這或許與歷史有關。在 16 至 19 世紀的奴隸貿易中，黑奴在被運送到美國的過程，經歷了長期缺水的非人待遇，能保留鹽分的人更容易存活下來。這種體質在當時有助於生存，但在現代由於鹽分攝取變得容易，這些人反而因為身體難以排出多餘的鈉，容易罹患高血壓（更多鈉敏感型人群的內容可以參見幸福綠光出版《不靠藥物、不減鹽，就能健康的降血壓》）。

由於鹽攝取顯著影響鈉敏感型人群的血壓，即使鹽攝取量在建議範圍內，對他們來說也可能引發血壓升高。

因此，鈉敏感型的人不應按照建議量攝取鹽，減少鹽的攝取反而能幫助控制血壓，這才是更適合的做法。

如何判斷自己是否鈉敏感？

想知道自己是否屬於鈉敏感型人群，或是否有鈉敏感的特質？我建議大家傾聽身體的聲音，身體會告訴你答案。人體本身具備調節鈉平衡的功能，知道該攝取、吸收、排泄多少鈉。

你可以嘗試舔一下皮膚上的汗水，感受鹹味。如果汗水鹹鹹的，說明你的排鈉功能大致沒問題可以放心吃鹽；如果汗水幾乎沒有鹹味，那就要小心了，這可能表示你屬於排鹽困難型，體內滯留了較多的鈉，需要考慮減少鹽的攝取量。

江醫師says

少數人吃鹽血壓會上升，大部分人不會。因此，強迫所有人都一起減鹽其實是不合理的。

高血壓的人也不要刻意減鹽

　　許多人相信「鹽會造成高血壓，引發心血管疾病等一連串健康問題」而嚴格執行減鹽飲食，認真過著減鹽生活。然而，正如前文所述，鹽與血壓升降的關係其實非常微小，減少鹽分攝取基本上無法達到預期中的明顯降壓效果（詳見本書「1-4 少吃鹽降血壓？小心死亡率升高？」）。換句話說，多吃鹽也不必過度擔心血壓飆升。

　　儘管如此，仍有許多人對這一觀點抱持疑惑，特別是那些已經有高血壓的人。他們會問：血壓正常的人不需要減鹽，那血壓偏高的人也不需要嗎？不減鹽真的不會增加健康風險嗎？

血壓高者每日鈉攝取量 4,000 毫克也沒問題

　　早在 1995 年，Alderman 教授就在《高血壓》期刊上發表了一項研究，指出高血壓患者的尿鈉越高（代表其每日鈉攝取量越多），心衰竭風險反而越低[1]。近期一份討論「鈉攝取量與心血管疾病關係」的研究報

▶鈉攝取量與心血管疾病風險，區分高血壓和正常血壓

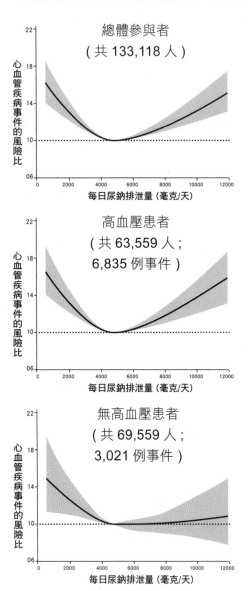

無論血壓正常還是偏高的人，每日鈉攝入量約在 4,000 毫克時，罹患心血管疾病的風險最低。

鈉攝取量與心血管疾病風險（依高血壓狀況區分）

資料來源：PURE、EPIDREAM 及 ONTARGET/TRANSCEND 研究

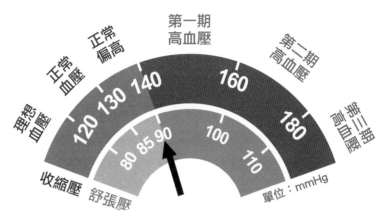

► 台灣成人的血壓分類

收縮壓 >140，舒張壓 >90 就是高血壓

告進一步支持了這一觀點，即使是高血壓患者，刻意減鹽也不會帶來明顯的健康益處 [2]。

　　這項研究整合了 PURE、EPIDREAM 和 ONTARGET/TRANSCEND 三個大型國際研究，共分析了 133,118 名參與者的數據。其中 69,599 名參與者血壓正常，63,599 名為高血壓患者。結果顯示，血壓正常者即使攝取大量鈉，其心血管疾病風險也沒有明顯上升，反而極端減鹽可能增加風險。而對於高血壓患者，鈉攝取量與心血管風險呈現 U 形曲線，過低或過高的鈉攝取量都會增加風險，而每日約 4,000 毫克的中等鈉攝取量風險最低。

這兩項研究挑戰了「減少鈉攝取能顯著降低心血管風險」的常見觀點，尤其是針對高血壓患者。每日4,000毫克的鈉攝取量，大致與一般飲食中的攝取量相當，意味著不僅血壓正常者不必刻意減鹽，高血壓患者也無需過度擔心攝取過多的鈉。在正常飲食範圍內，無論血壓狀況如何，都可以放心享用日常美食，不需一味地強調減鹽、限鹽。

江醫師says

目前台灣人的鹽攝取量沒有問題，放心吃吧！

高風險族群正常吃鹽更能降低死亡率？

　　常常在診間，我的患者會說，覺得高血壓、糖尿病、高血脂、腎臟病、心血管疾病之間好像有很深的糾葛。每次說到一種病時，往往會提到其他病症。

　　事實上，這些疾病確實互為危險因子。例如，持續的高血壓會損害腎小球，加速腎臟惡化；而腎功能下降，又會導致體內鈉和水分難以排出，進一步加劇高血壓。

　　同樣的，長期高血糖會損害血管，導致動脈粥狀硬化，而動脈硬化最終影響胰島素作用，進一步加速糖尿病的惡化。

　　正因為這些疾病相互影響，所以像高血壓一樣被歸類為代謝疾病或生活習慣病的高血糖等患者，常被建議減少鹽的攝取，以穩定血壓，防止形成惡性循環。

　　然而，以下多個研究顯示，高血壓高風險族群並不需要嚴格減鹽，維持每日約 4,000 毫克的鈉攝取量即可。每天限制在 2,300 毫克以下的極端減鹽，其實是完全沒有必要的堅持，進一步挑戰了傳統的減鹽觀念。

心血管疾病者鈉攝取量減少時死亡率增加

2011 年發表於《美國醫學會雜誌》的報告，基於 ONTARGET 和 TRANSCEND 這兩項著名心血管研究的數據，對 28,800 名患有心肌梗塞、中風、心臟衰竭等心血管疾病的患者進行了為期 56 個月的追蹤，並通過尿鈉檢測評估鈉攝取量對健康的影響。研究結果顯示，當每日鈉攝取量低於 1,500 毫克時，患者的死亡風險顯著增加；而每日鈉攝取量達到 4,600 毫克時，死亡風險最低[1]。

同年，另一篇發表於《美國高血壓雜誌》的研究報告也提出類似的結論，指出減少鈉攝取量對心衰竭患者無益，反而可能增加死亡率[2]。

糖尿病厲行減鹽，身體竟變得更不健康

澳大利亞著名的內分泌學家 Dr. Elif I. Ekinci 等人，針對 665 名 2 型糖尿病患者，進行了一項長達 10 年的研究，通過尿鈉排出量評估鈉攝取量與全因死亡率之間的關係。

研究結果顯示：尿鈉排出量較低的患者，其全因死亡率和心血管死亡率較高。這表明對 2 型糖尿病患者進行嚴格的減鹽控制，可能導致更差的健康結局[3]。

慢性腎病者鈉攝取量過高或高低都不行

2011 年刊登於《美國醫學會雜誌》，由美國教授 Katherine T. Mills 提出，針對慢性腎臟病患者進行的兩項研究，透過尿鈉排出量分析鈉攝取量與心血管疾病風險之間的關係。

其中一項研究顯示，當患者每日鈉攝取量少於 2,800 毫克時，心衰竭和心肌梗塞的風險會增加，而每日鈉攝取量達到 3,800 毫克時，中風、心肌梗塞和心衰竭的風險最低 [4]。另一項研究指出，每日鈉攝取量介於 2,800 至 3,600 毫克之間時，心血管疾病的風險最低；低於 2,800 毫克或高於 3,600 毫克的鈉攝取量均會導致風險上升 [5]（更多減鹽造成的風險，可以參見幸福綠光出版《不靠藥物、不減鹽，就能健康的降血壓》）。

江醫師says
高血壓高風險族群無需極端減鹽，每日鈉攝取量應至少保持在 3,800 毫克左右。

吃鹽可以，鹽醃的鹹肉、鹹魚先不要！

在 20 世紀中期，隨著加工食品的普及，商家開始大量使用鹽來增添風味和延長保存期限，並喊出「No Salt, No Sale」的口號，成功提升了消費力。然而，這也讓鹽成為了「健康殺手」的代罪羔羊。事實上，加工食品真正的問題在於其中含有大量的添加劑，如糖和防腐劑，這些才是對健康的更大威脅。

高鹽肉類醃製品，容易增加健康風險

透過本篇的多個研究報告讓我們了解到，適量攝取鹽對健康是無害且必要的。但是，鈉與蛋白質的組合卻需要謹慎對待。

蛋白質是由胺基酸組成的長鏈，會像折紙一樣折疊成特定的三維形狀，這個形狀決定了蛋白質的功能。就像鑰匙需要特定的形狀才能開鎖，蛋白質的形狀也決定了它的作用。如果蛋白質受到外界影響（如加熱、酸或壓力），破壞其結構，這個過程稱為「蛋白質變性」，會導致其功能喪失，可能影響細胞的正常運作。

變性蛋白不僅在腸胃中難以消化，還可能在體內形成有害的化合物，進一步增加健康風險。

例如，研究顯示，魚肉有助於降低消化道腫瘤、乳癌和腎臟癌的風險，但當魚肉用鹽醃製成鹹魚後，反而會增加口腔癌、食道癌和胃癌的風險。因此，高鈉本身並非問題，但當鈉與蛋白質結合並導致蛋白質變性時，對健康的負面影響才是真正需要關注的。

江醫師says

高鈉＋蛋白質是 NG 組合，少吃為妙。

Part 2

糖尿病別怕吃水果！

高血糖源於胰島素阻抗，解決問題需提升胰島素敏感性。
若水果可降低併發症及改善胰島素反應，是否應該排斥呢？
治標還是治本，你選哪一個？

吃太多水果傷身，小心糖尿病？

「糖是甜蜜的毒藥」這個觀念深植人心，大家都被告誡要少吃甜食、少喝含糖飲料，以免罹患糖尿病。從字面上看，糖和糖尿病的因果關係似乎再合理不過。因此，很多人聽到「糖」就心生恐懼，甚至連水果也不敢多吃，擔心其中的果糖會導致肥胖，增加第二型糖尿病風險。

過量果糖傷身，富含果糖的水果卻能健身

事實上，這樣的擔憂有些過度簡化。雖然過量攝取果糖，確實可能造成肝臟脂肪堆積、胰島素阻抗及代謝問題，但水果不僅含有果糖，還富含纖維、維生素、抗氧化劑等多種營養素（詳見本書「2-2 果糖是血糖上升的兇手？少吃為妙？」）。這些成分一起進入體內，與單獨攝取果糖對健康的影響是截然不同的。

多項研究指出，攝取果糖與吃完整水果的影響不同。例如，2011 年《新陳代謝期刊》的一項研究指出「吃高果糖玉米糖漿會增加血壓，而吃水果則有降壓效果」[1]。2021 年刊登於《營養學最新發展》的研究也發現

「喝含果糖飲料會增加肥胖風險，但吃水果和純果汁則不容易發胖」[2]。2023 年《阿茲海默症期刊》的一篇報告則顯示人工果糖增加失智風險，吃水果則有保護作用[3]。

此外，2022 年發表於《營養前沿》（Frontiers in Nutrition）的一項伊朗國家級研究顯示「吃水果可降低 26% 的肥胖風險」[4]，同年，發表於《臨床營養 ESPEN》的研究指出，肥胖與胰島素阻抗患者持續飲用 400ml 橘子汁 15 天，能顯著降低舒張壓和三酸甘油脂水平[5]。而 2024 年《營養前沿》刊登的一篇觀察型研究薈萃分析則指出「水果攝取能降低脂肪肝風險」[6]。

這些報告皆表明，果糖的攝取方式會影響健康結果，單獨攝取過量果糖可能有害，但適量食用水果反而對健康有益。因此，我們應該以更全面的眼光看待水果中的果糖，適量食用水果，享受其營養益處，而非一味害怕。

別再說水果吃多會得糖尿病

至於「現在的水果太甜，果糖攝取量爆表，吃多了會導致糖尿病」的說法，其實是對糖尿病成因的一種誤解。糖尿病的發生與總熱量攝取過多，以及生活習慣息息相關，包括缺乏運動、飲酒過量、壓力等多種因素，而絕非單純因為吃水果造成。

▶不良生活與飲食習慣容易罹患糖尿病！

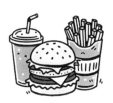

熱量攝取過多

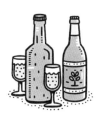

飲酒過量

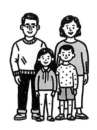

有糖尿病家族史

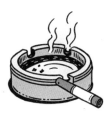

抽菸

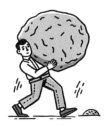

無法紓解壓力

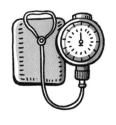

血壓和血脂異常

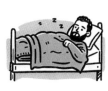

缺乏運動

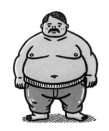

肥胖

美國的 David S. Ludwig 博士曾進行一項研究，讓 17 名受試者每天攝取大量水果，約 20 份，果糖含量約為 200 克，相當於 8 罐可樂的果糖量。結果顯示，經過 24 週的實驗後，這些受試者的體重和胰島素水平均未受影響。另一項 2001 年發表於《新陳代謝期刊》的小型研究顯示，讓 10 名受試者每天攝取 20 份水果，結果同樣顯示對體重、血壓及三酸甘油脂水平沒有不良影響[7]。這兩項研究中，受試者攝取的水果量明顯高於一般人的攝取量，但未對血糖控制產生負面影響。

　　此外，2021 年刊登於《英國營養學雜誌》的一項包含 26,622 名參與者的研究指出，水果攝取量與第二型糖尿病的發生率呈現負相關[8]。這些研究結果皆表明，多吃水果不僅不會增加罹患糖尿病的風險，反而有助於降低風險。

　　事實上，水果除了含有果糖外，還富含纖維、維生素、礦物質和抗氧化物質，這些營養成分一起攝取對身體具有保護作用，也不易導致健康問題。因此，不需要擔心水果吃多會得糖尿病的說法，適量攝取水果對健康有益。

〇 江醫師says

吃水果不影響體重、血壓、血脂，更不會得糖尿病。

糖尿病的種類

類型	致病主因	說明
第一型糖尿病	胰島素分泌細胞遭破壞	好發於孩童及青少年，占糖尿病總人數不到1成
第二型糖尿病	不良飲食與生活習慣，導致胰島素阻抗	多見於成人，約90%以上糖尿病患者屬於此類型
妊娠糖尿病	懷孕引起的糖代謝異常	懷孕期間發病，可能影響母親及胎兒健康
其他類型糖尿病	基因異常、其他疾病、手術或藥物引起	在特定情況下，高血糖有時是暫時性的

2-2

果糖是血糖上升的兇手？少吃為妙？

　　根據國民健康署公布的「我的餐盤」，水果是每日應攝取的六大類食物之一，但許多人因擔心水果中的糖類影響血糖而不敢食用，這似乎有些諷刺。接下來，讓我們一起了解什麼是血糖、水果中含有哪些糖類，以及這些糖和水果對血糖的具體影響，幫助大家破除迷思，不再「聞糖色變」，對水果敬而遠之。

什麼是血糖？

　　血糖是指血液中的糖分，也就是葡萄糖的含量。葡萄糖來自食物中的碳水化合物，如米飯、麵包、馬鈴薯、香蕉、蘋果、牛奶和紅豆等，為身體提供能量。

　　我們吃下東西後，食物會在消化系統中被分解，最終轉化為葡萄糖，進入血液中，導致血糖濃度增加。此時，胰島素會被釋放出來，幫助將血糖運送到細胞中，轉化成能量。如果血糖過高或過低，身體會感覺不舒服，而持續的高血糖可能會導致糖尿病。

葡萄糖顯著提高血糖，果糖不直接影響

水果的甜是來自於其中的葡萄糖、果糖和蔗糖。我們已經了解葡萄糖進入血液中會使血糖上升，那麼水果中含量最高的果糖，是否也會直接影響血糖呢？

出乎意料的是，答案是否定的。果糖這種存在於水果中的天然糖主要在肝臟中代謝，對血糖的直接影響較小，不會迅速提升血糖水平。然而，過量攝取果糖可能會導致肝臟脂肪堆積，進而影響胰島素的作用，並導致胰島素阻抗及其他健康問題。

至於蔗糖，它由一個果糖分子和一個葡萄糖分子組成。在消化過程中，蔗糖會分解成果糖和葡萄糖，對血糖的影響介於兩者之間。

水果中富含纖維、植化素，可穩定血糖

看到這裡，你可能會疑惑：葡萄糖和蔗糖直接影響血糖，而果糖過量也可能有害，水果含有葡萄糖和蔗糖，果糖含量更是不低，那麼多吃水果真的可以嗎？

我們不要忘記，水果除了各種糖類，還富含膳食纖維和植化素等營養素。膳食纖維能減緩腸道對果糖的吸收，穩定血糖和胰島素，進而減少肝臟脂肪堆積，並促進腸道健康，增加有益細菌，減輕肝臟負擔。如多酚和黃酮的植化素則具有抗氧化和抗炎作用，有助

於減少肝臟壓力，改善脂質代謝，提高胰島素敏感性。因此，擔心水果吃多了會對血糖和健康造成負面影響是多餘的。

健康人應該多吃水果，那糖尿病患者呢？

研究證實糖友也能放心吃水果，吃水果不會導致血糖惡化，甚至還能降低血糖。例如，2012 年《營養學雜誌》報導的一項研究，118 名人員參與了六項飲食測試中發現，每日攝取不超過 36 克的果糖，能顯著降低糖化血色素和空腹血糖[1]。2015 年的一篇報告，分析了至少 19 項研究，結論認為水果對第二型糖尿病餐後血糖的影響為中性或有益，沒有證據顯示在正常情況下水果裡的果糖對健康有害[2]。

另外，有多項於 2014 年[3]、2017 年[4]和 2022 年[5-7]進行的實驗，研究對象涵蓋糖尿病患者、肥胖者以及健康者，研究時長為 8 至 12 週不等。結果均支持上述論點，一致顯示無論血糖是否正常，食用芒果不僅不會導致血糖飆升，還有助於降低飯後血糖。2017 年刊登於《美國臨床營養雜誌》的大型研究中，參與者高達 49 萬人，結果同樣指出大多數水果，如葡萄、蘋果、橘子、木瓜，皆有助於降低糖尿病風險[8]。

▶水果到底如何影響身體？

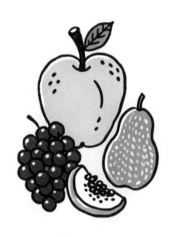

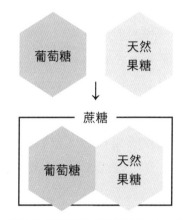

蔗糖是葡萄糖跟天然果糖的結合物

◎ 膳食纖維：減緩腸道對果糖的吸收，穩定血糖和胰島素

◎ 植化素：抗氧化和抗炎，有助減少肝臟壓力，改善脂質代謝，提高胰島素敏感性

◎ 葡萄糖：進入血液中，導致血糖濃度增加

◎ 天然果糖：主要在肝臟中代謝

◎ 蔗糖：對於血糖的影響介於葡萄糖和果糖之間

有的糖尿病友可能會說：「我吃水果後飯後血糖明顯增加，為什麼還可以吃水果？」這是因為你只看到了飯後兩小時的血糖變化，並沒有觀察整天的血糖走勢。雖然水果會使飯後血糖短暫上升，但它能減少下一餐的血糖波動。整體來看，水果對血糖的影響是正面的，最終會反映在糖化血色素的下降上。

水果是健康飲食中不可或缺的一部分。雖然含有各種糖類，但膳食纖維和植化素的存在，能提供穩定血糖等多重益處。我們無需因為水果中的糖而卻步，放心享用這些天然美味吧！

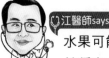

江醫師says
水果可能短期影響血糖，但植化素和纖維素有助於穩定血糖。

吃水果能降低糖尿病的併發症發生率？

我們大概都聽過這個說法：糖尿病這個慢性病，最讓人感到恐懼的並非疾病本身，而是它所引發的併發症可以從頭到腳影響許多器官。嚴重的話，身體可能「整組壞光光」，不僅對患者的生活造成不便，更可能威脅生命。糖尿病的慢性併發症可以分為以下幾類：

糖尿病微血管併發症

神經病變：血糖過高會導致神經受損，常見症狀包括四肢麻木、刺痛和無力，甚至還會影響胃腸和心臟的正常運作，嚴重時可能導致行動困難。

視網膜病變：高血糖會傷害眼睛的微血管，可能造成視力模糊，嚴重時甚至看不見。這是糖尿病患者失明的主要原因。

腎病變：高血糖會傷害腎臟裡的微血管，導致腎臟功能變差，嚴重時可能引發腎衰竭，需要透析（俗稱的洗腎）或腎臟移植來維持生命。

糖尿病大血管併發症

心血管疾病：血糖高會讓血管變硬、變窄，形成動脈粥樣硬化，減少心臟的血液供給。當血流受阻，心臟負擔增加，便容易引發心肌梗塞或心臟衰竭。

腦血管疾病：長期血糖不穩定會引起腦部血管狹窄或堵塞，影響腦部的血液供應，增加中風的風險。

糖尿病其他併發症

糖尿病足：高血糖造成的血管硬化和神經病變，會導致患者下肢感覺遲鈍，讓小傷口不易察覺和癒合，增加皮膚潰瘍風險。如果病情嚴重，可能導致感染或壞死，甚至需要截肢。

皮膚感染：長期高血糖會削弱免疫系統，使皮膚更容易受到細菌或真菌感染。

牙周病：高血糖會加速牙周組織的破壞，導致牙齦發炎和牙齒脫落。

吃水果能預防糖尿病併發症

糖尿病的每一項併發症都可能嚴重影響患者的生活，甚至致命，因此我們必須時刻防範這些潛在的問題。

▶糖尿病併發症波及全身

糖尿病的可怕之處在於其併發症的範圍非常廣泛，身體各個系統和器官都有可能受到影響和傷害。

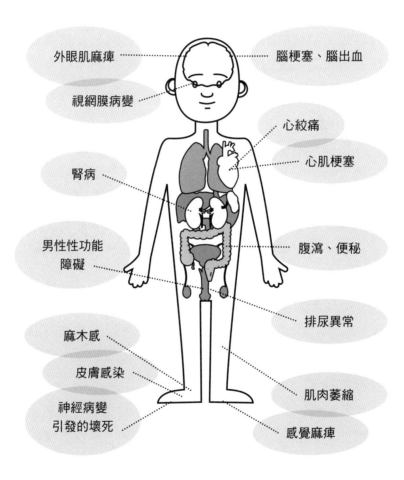

外眼肌麻痺

視網膜病變

腎病

男性性功能障礙

麻木感

皮膚感染

神經病變引發的壞死

腦梗塞、腦出血

心絞痛

心肌梗塞

腹瀉、便秘

排尿異常

肌肉萎縮

感覺麻痺

在前文中，我們討論了水果對血糖控制的無害性，以及它在降壓、降脂和減重方面的益處。那麼，我們能否推論「吃水果能夠幫助預防糖尿病的併發症」呢？

答案是肯定的。一項 2015 年的報告，分析了 19 項主題為「水果對第二型糖尿病患者餐後血糖值的影響」的研究，結果指出限制水果攝取反而會增加受試者其他疾病及過早死亡的風險[1]。2017 年發表的多項大中小型研究，參與人數高達 482,000 人，也支持這一論點[2]。

這些研究顯示，隨著水果攝取量的增加，糖尿病腎病變、視網膜病變以及神經病變的風險分別下降高達 31%、31% 和 24%。同時，因大血管併發症而導致死亡的風險顯著降低 22%，糖尿病死亡的風險更是下降了 41%。更重要的是，水果的攝取量越多，相關風險隨之減少。

在這樣的背景下，我們應該思考，為何要因短暫的血糖波動而不敢多吃水果呢？事實上，過度專注於血糖數值的控制，可能會使我們忽略真正的治療目標：降低併發症的風險及患者的死亡率。

我曾接觸一位糖尿病病史長達 20 年的患者，他的血糖控制得相當好，長期維持在 110 以下。然而，當他因腎病變轉診到我這裡時，已經發展到腎衰竭五期，

也就是末期，必須考慮洗腎了。這正清楚地證明，即使血糖控制得再好，忽視併發症的風險，最終結果仍可能相當慘重。

在此，我想呼籲大家深思：現行糖尿病的治療目標——控制血糖值是否正確？我並不是說控制血糖不重要，但應綜合考量患者的整體狀況，不僅僅是讓血糖數值不波動，而是從根本上解決導致血糖居高不下的原因，並關注如何降低併發症的風險，進而提高患者的生存率，這樣的做法才更為重要。

江醫師says
糖尿病的治療目標不該僅僅只是控制血糖數值。
吃水果能降低併發症和死亡風險，Why not?!

水果能幫助減輕胰島素阻抗

在前面說過：不良的生活和飲食習慣等多種因素，是造成糖尿病的原因。如同高血壓一樣，同樣的飲食內容，有些人吃了血糖波動明顯，而有些人卻穩定得多。為什麼會有這種差異呢？原因就出在胰島素的作用上，它是決定一個人會不會得糖尿病的關鍵因素。

當胰島素作用不良，可能引發高血糖

胰島素是胰臟分泌的一種荷爾蒙，對於維持我們的血糖平衡相當重要。當我們進食後，食物中的碳水化合物會轉化成葡萄糖，進入血液循環。然而，葡萄糖並不能直接進入細胞，而是需要胰島素來發揮作用。胰島素就像一把「鑰匙」，能夠打開細胞的「門鎖」，讓葡萄糖進入細胞，如此一來，血糖就能夠下降，而細胞也可以利用這些葡萄糖來產生能量，支持我們的日常活動。

然而，隨著時間的推移，有些人的細胞會開始對胰島素變得不太敏感，這就意味著，即使胰島素在正常工作，葡萄糖還是進不了細胞，也就是所謂的「胰島

素阻抗」。這時候，血糖會升高，胰臟則拚命分泌更多的胰島素想解決問題，但細胞還是「不聽指揮」，葡萄糖進不去。結果就是，血糖和胰島素都在血液中累積。長期下來，得到糖尿病的風險就大大增加。

橘子、柳橙和其果汁可改善胰島素敏感性

從上述內容，我們知道，胰島素是控制血糖的「主力部隊」，它的作用不好，血糖就會失控，糖尿病的風險自然也跟著上升。所以，想要控制好血糖、遠離糖尿病，關鍵就是要提升胰島素的作用能力。除了我們耳熟能詳的「均衡飲食、規律運動、控制體重」之外，還有一個可能會讓你驚訝的方法——吃水果，尤其是橘子和柳橙，喝橘子汁、柳橙汁效果一樣好。

你可能會問，為什麼特別是橘子、柳橙及其果汁？這當然不是隨意選擇，而是有研究支持的。

2019 年的一項前瞻性三向交叉研究，探討食用柳橙、100% 新鮮柳橙汁和花蜜柳橙汁對健康青少年餐後血糖和胰島素水平的影響，結果顯示這些食物不影響血糖，還能使胰島素更有效地發揮作用[1]。

此外，2022 年針對 10 篇探討橘子汁影響的前瞻性對照研究進行的分析也發現，橘子汁可降低血糖和胰島素阻抗[2]。同年，針對肥胖和糖尿病患者食用芒果後的研究進一步確認了水果對胰島素代謝的正面影響[3]。同

樣在 2022 年，針對 8 項研究的中繼分析則指出，柳橙汁對血糖和胰島素阻抗無負面影響[4]。而在 2023 年的一項實驗中，讓超重女性每天喝 500c.c. 柳橙汁，結果顯示其胰島素敏感性得到了顯著改善[5]。

上述研究一致表明，食用橘子、柳橙及其果汁，不僅不會增加血糖問題，反而有助於提升胰島素敏感性。這是個相對簡單的方法，不需要藥物或頻繁就醫，但能有效控制血糖，減少糖尿病併發症的風險。

我常常建議我的病人，尤其是那些因糖尿病導致腎病變的患者，試著這麼做。同時，如果你希望保持血糖穩定，避免糖尿病的風險，卻不想依賴藥物，不妨試試這個簡單的方法——喝點橘子汁、吃些水果吧！

江醫師says

胰島素作用好，血糖問題才真能解。

無論血糖高低都不用刻意少吃水果

或許是因為高血糖對身體的負面影響範圍廣泛，幾乎「從頭到腳」無一倖免（詳見本書「2-3 吃水果能降低糖尿病的併發症發生率？」）。因此，即使知道吃水果的好處多於壞處，許多擔心血糖飆升的人，尤其是糖尿病患者，仍然對含糖的水果感到恐懼。他們常常會想：「多吃水果對健康有益，但那是針對血糖正常的人。我們這些血糖控制不佳的人，還是少吃為妙吧！」

健康者與糖友的水果升糖反應相近

其實，這種擔憂是多餘的！2011 年一項研究找來健康者與第二型糖尿病患者，讓他們攝取相同分量的水果，包括葡萄、水梨、芭樂、奇異果、荔枝和香蕉，並檢測升糖指數。結果顯示，健康者與糖友的升糖反應差異不大，即便是被認為「甜度高」的葡萄和荔枝，反應也相似[1]。

2013 年的一項前瞻性研究進一步支持這個觀點，認為第二型糖尿病患者吃水果不僅不影響糖化血色素，

還有助於降低體重，無需刻意限制水果的攝取[2]。同年，另一項實驗研究也表明，糖尿病患者吃水果可降低糖化血色素和體重，增加攝取量並不會對健康產生負面影響[3]。

吃水果還能防失智、骨鬆和潰瘍

無論血糖高低，都不需要刻意少吃水果。除了前述的降壓、降脂、幫助血糖穩定等益處外，2006 年發表於《美國醫學雜誌》的前瞻性研究追蹤了 9 年，證實多喝果菜汁可顯著降低阿茲海默症的風險[4]。2023 年《阿茲海默症期刊》也有類似研究，指出多吃水果有助於預防失智[5]。

此外，研究還顯示，水果能促進骨骼形成，減少骨質流失，且其抗炎、抗氧化作用可降低骨折風險。同時，有多項研究表明香蕉、棗子、印度櫻桃[6]、木瓜乾[7]等具有抗潰瘍效果，對腸胃健康有益。

總結來說，無論血糖控制的情況如何，水果對健康的益處顯著大於任何顧慮，因此建議大家在日常飲食中積極納入水果。

江醫師says

水果對身體的益處遠遠大於潛在風險。

水果吃起來甜，糖分不一定高

我們常以為吃起來甜的水果糖分較多，事實並非如此！應該考慮糖分的組成和酸味的影響。果糖的甜味感受最強，而酸味往往會掩蓋甜味。

以芭樂、西瓜和奇異果為例，大家通常認為芭樂不太甜，西瓜幾乎是糖和水的組合，而奇異果則是酸而不甜。

然而，實際上每 100 公克的奇異果含糖量 9.3 克、西瓜 7.5 克、芭樂 5.2 克。奇異果反而糖分最高，西瓜和芭樂的差異也不如預期大。

水果不同種類不同吃法,有些飯前吃更好

　　好幾年前,「CP 值」這個詞開始流行,讓人們在選擇食物、用品或居住環境時,愈加重視其性價比。如果將 CP 值應用於水果,或許可以理解為在特定條件下,某些水果能對健康帶來特別的益處。這樣的觀點是否成立呢?事實上,研究確實表明,不同水果在不同的食用方式和時機下,對健康的影響各異。

紅心芭樂整顆吃,一般芭樂削皮吃

　　雖然很多人習慣直接整顆食用芭樂或挖掉籽再吃,但若想獲得最佳健康效果,削皮是更好的選擇。根據 2016 年的一項隨機對照研究,帶皮芭樂只能幫助降低體重和血壓;相對的,削皮芭樂則能幫助降低體重和血壓,並且能促進血糖、三酸甘油脂和膽固醇的下降[1]。

　　2019 年在《營養素》期刊發表的研究同樣指出,削皮芭樂對於降低血糖具有顯著效果[2]。而 2020 年發表於《羅馬尼亞糖尿病、營養與代謝疾病雜誌》的研究則表明,整顆食用紅心芭樂也能有效降低血糖[3]。

木瓜、青木瓜一樣好，香蕉選綠色或冷藏

無論熟木瓜還是青木瓜，對於血糖都沒有負面影響，且能穩定或降低血糖水平[4]。而在香蕉的選擇上，冷藏過的香蕉可降低升糖指數。此外，與熟香蕉相比，綠香蕉因其含有的抗性澱粉，對改善血糖控制的效果更為顯著。

蘋果飯前吃，也可連果肉一起打成汁

許多研究證實蘋果富含可溶性纖維和多酚抗氧化劑，有助於降低總膽固醇和 LDL。2019 年《國際環境研究與公共衛生期刊》的一篇報告則指出，餐前食用蘋果能提升 GLP-1 水平（胰高血糖素樣肽 -1），有助於控制食慾、減少進食量和延緩胃排空，使人更持久感到飽足，進而促進胰島素分泌並穩定血糖，對體重管理和整體健康有益[5]。

將蘋果打成汁也能保留其營養成分，獲得相似的健康效果。但由於蘋果的植化素大都存在於皮上，因此應該連皮一起食用。

葡萄和葡萄乾，多吃降阻抗、降血糖

雖然葡萄的甜度較高，但其所含的植化素和纖維有助於控制血糖（詳見本書「2-2 果糖是血糖上升的兇

手？少吃為妙？」）。而通常被認為比新鮮水果更甜，且因長時間烘乾而營養成分有所流失的葡萄乾，同樣能發揮類似的健康效果。

根據一項 2013 年進行的大型研究，涵蓋 346 萬名參與者，其中包括 12,198 名第二型糖尿病患者，結果顯示，長期食用葡萄乾能有效降低糖化血色素，且效果隨著食用時間的延長而顯著提升[6]。

健康多一點

荔枝過量，小心夜間低血糖

荔枝具有多種健康益處，如抗氧化、降血糖、降血壓和保肝等[7]，但過量食用會有風險。其含有的 hypoglycin（低血糖素）會阻礙肝臟葡萄糖生成，可能導致夜間低血糖。吃 30 到 100 顆荔枝可能引發低血糖，特別是小孩；成年人若吃 200 顆以上也會出現低血糖情況。

江醫師says

水果製成果汁和果乾，健身效果不見得比較差。

罐頭水果額外添加糖，反而傷身

　　說到人工果糖對健康的危害，應該幾乎沒有人會質疑，因為它的影響是顯而易見的，像是血壓升高、脂肪肝、以及增加失智風險（詳見本書「2-1 吃太多水果傷身，小心糖尿病？」）。那麼，經過加工但保留果實外觀的罐頭水果是否健康呢？

人工果糖和罐頭水果是毒藥

　　首先要知道，罐頭水果在製作過程中需要加熱殺菌，這會導致營養損失，例如維生素 C 和多酚的損失率可達 40 ～ 50%。此外，罐頭內層塑膠中的雙酚 A（BPA）可能對健康構成風險，尤其會影響年輕人的血管健康，導致血管內皮變厚，增加心血管疾病的風險 [1]。

　　另一方面，雖然罐頭水果外觀仍像是完整水果，但通常會額外添加糖分或糖漿，這與人工果糖的風險類似。2015 年發表於《公共科學圖書館期刊》的一項報告，分析了三個前瞻性隊列研究，結果顯示，罐頭水果不像新鮮水果那樣有益健康，反而可能增加死亡風險 [2]。

用流動水清洗蔬果就好

有些人對「吃水果有益健康」的觀點心存疑慮，是因為考量到農藥的使用。農藥的施用讓大家擔心，吃得越多，可能攝取的農藥也越多，進而影響健康。選有機水果會更安全嗎？是否需要使用蔬果清潔劑來徹底清洗水果？

根據研究，有機農產品的農藥風險較低，可以從 75% 降至 15%。不過，使用大量清水沖洗水果已經足夠去除大部分的農藥殘留。台灣農試所和美國的研究也顯示，蔬果清潔劑對去除農藥並不比清水有效。因此，只需用流動清水沖洗就能確保食用安全。另外，水果去皮或用浸泡於食用及小蘇打水、5% 醋水 [3] 也是減少農藥殘留的好方法。

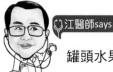

江醫師says

罐頭水果看似方便，但潛在健康風險不容忽視。

▶ 4 招水果清洗法

蔬果清潔劑對去除農藥並不
比清水有效，建議以下 4 種
方法有助於是減少農藥殘留。

1 利用流動清水清洗就能
吃得安心

2 清洗後水果去皮

3 清洗後，浸泡在食用級
小蘇打水

4 清洗後，浸泡 5% 醋水

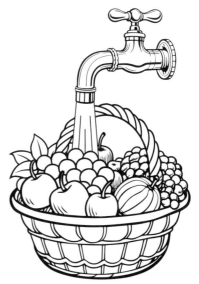

江醫師專欄

水果就能對抗癌症，不用花大錢

　　過去一提到癌症，大家往往會把它和「不治之症」劃上等號。然而，隨著醫學科技的進步，罹癌不再像以前那樣讓人感到絕望。雖然如此，面對癌症的威脅，恐懼與擔憂依然難免，畢竟誰都不希望受到這疾病的威脅。因此，很多人會在能力範圍內盡力「防癌」、「抗癌」，甚至願意投入大量資金購買保健品。

　　但事實上，防癌不必花費高昂代價，多吃富含抗癌成分的水果，如蔓越莓、萊姆和帶皮蘋果[1]，或是能在運動後提升免疫功能、減少氧化壓力與炎症反應的藍莓[2]，已被研究證實是經濟實惠且有效的防癌方式。

水果的抗氧化成分是絕佳抗癌武器

　　水果富含許多對健康有益的成分，如抗氧化劑、纖維和維生素，這些成分能保護細胞，減少自由基對細胞的損害，進而降低癌症風險。抗氧化劑可以「清除」體內可能導致癌症的有害分子，而纖維則促進腸道健康，特別有助於降低腸胃癌風險。

此外，水果特別厲害的優點是，它的抗氧化活性相當於高劑量的維他命 C，但不會引發還原毒性或 DNA 損害。高劑量的維他命 C 雖然具備抗氧化效果，但可能打破體內平衡，過度「穩定」細胞，讓正常的化學反應無法進行，進而損害細胞或 DNA。相比之下，水果中的抗氧化劑來自多種天然成分，作用更溫和且安全，既能保護細胞，又不會帶來這樣的副作用。

研究顯示，經常食用特定水果的人，罹患某些癌症的機率較低。例如，蔓越莓對抑制攝護腺癌的效果非常顯著，每天食用少量即可受益[3]，且無論是冷凍或乾燥的蔓越莓都一樣有效，但果汁或加工製品的效果則差很多[4]。

2012 年《癌症預防研究》的一項研究顯示，食用草莓的癌症患者中，有一半的腫瘤完全消失[5]；無論是新鮮或冷凍乾燥的黑色覆盆子，其花青素含量極高，且其凝膠可以促使口腔癌前期細胞轉變為正常細胞[6]。

江醫師says

抗癌不必花大錢，水果是既經濟又有效的選擇。

蜂蜜是一種健康的糖選擇

蜂蜜經常被與水果一起提及，作為天然的甜味來源。許多人認為，蜂蜜自古以來就是養生佳品，具抗菌、提升能量、促進睡眠等保健效果。然而，部分營養專家提醒，蜂蜜的果糖含量約占 40%，單糖總量高達 70% 至 80%，主要由果糖和葡萄糖組成，與精製糖（如砂糖、黑糖）類似，若攝取過多，可能對健康不利。不過，也有研究認為蜂蜜是一種健康的糖選擇。

蜂蜜 GI 值低，能增強胰島素敏感性

根據 2011 年《糖尿病學報》的一篇研究指出，和蔗糖相比，蜂蜜的 GI（升糖指數）和 PII（餐後血糖反應）都較低；相比於葡萄糖，蜂蜜飯後血糖上升的幅度較小，且胰島素分泌增加的幅度不大[1]。

這意味著，蜂蜜不會像蔗糖和葡萄糖會迅速提升血糖，對血糖的影響較為溫和。對於糖尿病患者而言，蜂蜜是一個相對健康的糖替代品，而健康人則不必過度擔心蜂蜜對健康的不良影響。

有不少研究進一步支持蜂蜜對血糖的正面影響。例如，2010 年發表於《國際分子科學期刊》的一項研究，比較了蜂蜜和藥物在健康者與糖尿病患者中的血糖調節效果，結果顯示蜂蜜對健康者及糖尿病患者均有降血糖的效果，甚至與藥物聯合使用時效果更佳 [2]。

2011 年《國際先進護理與研究雜誌》同樣發蜂蜜對糖尿病患者有調節血糖的效果，特別是在長期食用後，血糖明顯下降 [3]。2012 年刊登於《分子》期刊的另一篇研究也指出，蜂蜜有助於改善糖尿病患者的血糖和脂肪代謝 [4]。此外，2018 年《營養素》期刊的一篇研究強調，蜂蜜的抗氧化特性可以減少氧化壓力，增強胰島素敏感性，穩定血糖，並保護胰臟免受胰島素抗性引起的過度刺激 [5]。

甜蜜的蜂蜜，雖然果糖含量比水果高，但作為天然甜味來源，適量攝取能帶來多種健康益處。下次想享受甜味時，蜂蜜不失為一個不錯的選擇。

◯江醫師says

食用蜂蜜就像享用天然水果一樣，不會增加糖尿病的風險。

Part 3

膽固醇真面目
竟是……

你是否想過，膽固醇升高可能是因為身體需求增加？
若只靠藥物降低，而不找出根本原因，可能會導致身體失衡。
接下來，我們將顛覆你對膽固醇的認知，
幫助你重新理解它在健康中的角色，
並思考是否應該把重點放在單純降低數值上。

膽固醇很可怕嗎？

你是不是曾經在診間被醫生告知膽固醇太高，或者看過諸多報章雜誌上的文章都告訴你「膽固醇過高你的血管可能會受傷，並引起冠心病、心肌梗塞、中風……」，所以你必須要長期吃藥降膽固醇？請先等等！其實有越來越多的醫學研究報告告訴我們，事實不是這樣！本章節會陸續揭露各研究結果，讓大家對這個議題有更多了解。

現在，我們先來認識一下無端被惡名化的膽固醇。

70% 的膽固醇是由肝臟產生

膽固醇是一種脂質，由血液負責運送。我們體內大約有 70% 的膽固醇由肝臟生產製造，只有 20% 至 30% 從食物吸收。特別的是，膽固醇不會成為能量來源，因此即使大量攝取，沒有消耗的膽固醇只會回到肝臟，並不會轉化成能量或脂肪。

既然我們身體會自行合成膽固醇，由此可見膽固醇絕對不是廢物。實際上，它對維持生理機能至關重要，沒有膽固醇你無法生存。

▶ 身體為什麼需要膽固醇？

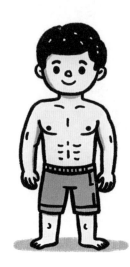

理由 1 細胞膜必須有膽固醇，細胞才能穩定性、功能正常。

理由 2 膽固醇在組織細胞內會形成荷爾蒙，不足會影響生育能力。

理由 3 膽固醇合成膽酸，缺乏將導致消化吸收失衡。

　　膽固醇是構成細胞膜、荷爾蒙（如副腎皮質荷爾蒙、雄性激素、雌性激素等）和膽酸的重要成分。其中人體的每一個細胞都被一個膜包覆著，當細胞膜缺乏膽固醇，細胞的穩定性、功能和存活能力都會受到影響；而人類生殖系統更是沒有膽固醇不行；膽固醇合成膽酸，幫忙吸收必需的脂肪酸及脂溶性維生素（A、D、E、K），缺乏它整個消化吸收都會失衡。

江醫師says

膽固醇有其作用，是身體必要成分。

► 膽固醇從哪裡來？

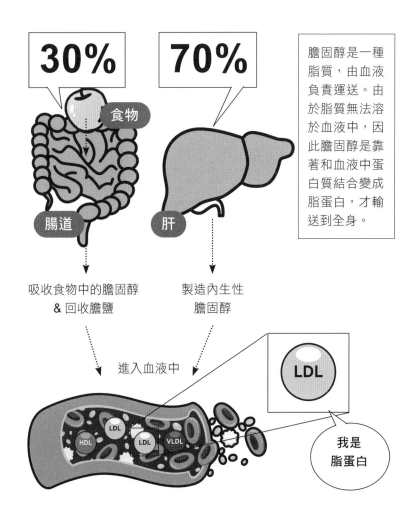

壞膽固醇真的壞嗎？

　　或許是為了方便解說，大家習慣上把膽固醇分成好壞，對著好膽固醇拍拍手，面對壞膽固醇則擺出敬而遠之的態度。其實壞膽固醇並不壞，兩者的差異只是作用不同而已。

搞清楚 HDL/HDL-C；LDL/LDL-C

　　前面說過，膽固醇是一種脂質，由血液負責運送。由於脂質無法溶於血液中，因此膽固醇是靠著和血液中蛋白質結合變成脂蛋白，才輸送到全身。簡單說，脂蛋白是載體，膽固醇是乘客，兩者並不相同。我們常見的 HDL、LDL 是脂蛋白，HDL-C、LDL-C 才是膽固醇。

　　人體中常見的脂蛋白有四種，與膽固醇相關的是高密度脂蛋白（以下簡稱 HDL）與低密度脂蛋白（以下簡稱 LDL）。其中，HDL 負責將體內多餘的膽固醇運送回肝臟，而 LDL 則負責將膽固醇運送到身體各處。大家共同的說法是過量膽固醇可能會堆積在血管壁上，助長動脈硬化，因此停留在血液中的低密度

▶ 壞膽固醇過低（LDL-C），會怎樣？

如果缺乏膽固醇 LDL-C 降得過低，你的身體會……

❶ 會嚴重缺乏維生素 A、E、K、D

❷ 容易受到某些嚴重的感染或毒素入侵

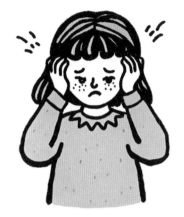

❸ 神經元周圍的髓鞘形成不完全

❹ 小腦退化、生長遲緩

❺ 罹患神經系統疾病……

脂蛋白膽固醇（以下簡稱 LDL-C）被稱為「壞膽固醇」，而會回到肝臟的高密度脂蛋白膽固醇（以下簡稱 HDL-C）則被稱為「好膽固醇」。

壞膽固醇並非越少越好

那麼，壞膽固醇 LDL-C 真的壞嗎？其實那是個誤會。壞膽固醇並不真的壞，實際上如果它過低，對身體會造成危害，例如你會嚴重缺乏維生素 A、E、K、D、神經元周圍的髓鞘形成不完全、小腦退化、生長遲緩、

▶ 你是否也這樣看膽固醇？

〇好的膽固醇
高密度脂蛋白將膽固醇
運出血管

✕ 壞的膽固醇
低密度脂蛋白將膽固醇
運入血管

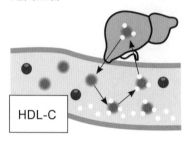

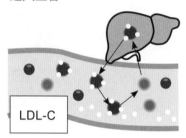

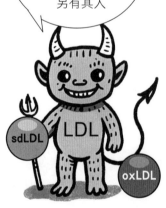

其實，膽固醇
根本沒有好壞之分；
作怪的膽固醇
另有其人

小顆粒低密度脂蛋白 sdLDL

隱藏在 LDL-C 的 sdLDL 顆粒小
密度高，更容易穿透動脈壁，促
進動脈粥樣硬化，增加冠心病的
風險。因此，即便 LDL 正常，也
不代表 sdLDL 沒有超標，所以光
看 LDL 數值是不夠的！

氧化低密度脂蛋白 oxLDL

當 LDL-C 在體內經過自由基等氧
化後就會產生 oxLDL，被氧化後
對血管的損害更加嚴重，會促進
動脈硬化，增加心臟病跟中風的
風險。

失明、罹患神經系統疾病……，甚至無法活超過40歲。

另外，早在 1996 年的研究就告訴我們，LDL-C 可以保護我們免於受某些嚴重的感染（例如格蘭氏陰性細菌所引發的感染），也能避免體內毒素所造成的嚴重後果 [1]；2010 年的研究也說明，它是免疫系統的重要組成成分，絕對不是越少越好 [2]。

氧化的膽固醇才可能做怪

說了這麼多壞膽固醇的好話，有些人可能還是想問，它一點壞處都沒有嗎？其實，我們說的壞膽固醇 LDL-C，是由 LDL 所攜帶的膽固醇。膽固醇本身並沒有好壞之分，也不可怕。但它的危險性確實會跟隨著載體而有所不同。

脂蛋白有大顆粒和小顆粒之分，小顆粒低密度脂蛋白（以下簡稱 sdLDL）較容易穿透血管內壁，在血管內部積累形成斑塊。另外還有一種氧化低密度脂蛋白（以下簡稱 oxLDL），是經過自由基等氧化反應形成的，被氧化後對血管的損害更加嚴重。比起 LDL/LDL-C，我們更該關注這兩者的影響（詳見 3-5、4-7）。

江醫師says

壞膽固醇並不是真的壞，只有小顆粒和氧化的才要注意。

膽固醇數值怎麼來的？

你知道嗎？傳統的膽固醇參考範圍是根據整體人口的平均值，這些數字實際上並不完全可靠，還會因人而異。除此之外，常規檢查抽血後，我們得到的是血液中之總膽固醇、三酸甘油脂、HDL-C 等含量，至於 LDL-C 則是依據 Friedewald 公式所計算出來的。看到這裡你還覺得需要為了健檢報告上的壞膽固醇紅字煩惱不已嗎？

▶ 台灣現行膽固醇數值建議標準

(mg/dl)	理想濃度	次理想	邊際高危險濃度	⚠️ 過高
FAT 總膽固醇	<200		200-239	≧ 240
LDL 低密度脂蛋白	<100	100-129	130-159	≧ 160
HDL 高密度脂蛋白	男生 >40 女生 >50			

資料來源：衛福部《高血脂防治手冊》

膽固醇高，肯定害你？

膽固醇總是給人「對身體有害」的印象。「膽固醇數值高，血液就會濃稠，血液濃稠血管就會受傷，這麼一來，很多冠心病、腦梗塞等重大疾病就可能找上你。你的健康就這麼毀在膽固醇手裡！」像這種類似的說法大家應該聽過不少，但那不是事實。

高膽固醇讓你活得更好更久

膽固醇的功用超乎你的想像，高膽固醇不一定殘害你的健康（所謂的膽固醇高，一般指的是總膽固醇高或是LDL-C高）。口說無憑，接下來提供各研究報告，給大家參考。

研究①：高膽固醇降低呼吸道、腸胃道死亡

1992年的一份報告，是結合了眾多科學研究結果的薈萃分析（一種統計方法，會將來自不同研究的結果結合在一起，進而得出更準確且有說服力的結論），匯總了19項研究的數據，包括68,406例死亡病例。研究發現比之於高膽固醇，膽固醇低的人死於呼吸道

和胃腸道疾病的風險更高。而且為了確保研究結論更精確，研究者們把在研究開始前 5 年內因病死亡的人排除了。會這樣做是因為在疾病早期，膽固醇值可能會受到影響。分析結果顯示，既使排除這些人，膽固醇較高的人較能免於呼吸道、腸胃道死亡的風險[1]。

研究②③④：膽固醇高不容易感染

一個針對 100 多萬人進行長達 15 年的研究，顯示膽固醇低的人因為肺炎或流感住院的機率比較高[2]。

隔年，Iribarren 等研究者在 1998 年的報告中也得出類似的結果，他們於 15 年期間追蹤了 12 萬以上的人，發現膽固醇低的人住院治療傳染病的風險越高，反之則反[3]。

另外一個針對 1,267 名 10 ～ 92 歲手術病患的觀察，發現總膽固醇的高低與他們在手術後感染的風險，存在著一種 U 型關係，意即總膽固醇較低（低於 102 mg/dL）或較高（高於 290 mg/dL）的人，容易在手術後感染[4]。

研究⑤⑥⑦：膽固醇高可能更長壽

2016 年《BMJ Open》公布了一份系統性回顧分析，發現高齡者的生命長短與 LDL-C 高或低不相關[5]，甚至 LDL-C 高的人更長壽。

另外，一項研究以匹茲堡大學醫學中心的 17.7 萬名患者為對象，進行前瞻追蹤，結果顯示壽命最長的人 LDL-C 數值介於 100～189mg/dL，且無糖尿病又未曾心肌梗塞者活最久 [6]。

一項長達 27 年追蹤的研究發現，LDL-C 低全因死亡率、心血管死亡率和心血管疾病風險都會增加，LDL-C 值在 130mg/dL 左右反而風險低，而高於 130mg/dL 則無法證實風險會增高 [7]。

來自英國的 Zoë Harcombe 博士根據世衛組織所提供的數據，製作了幾張有趣的圖表，得出以下的心得：高膽固醇得到冠心病的機率較低、高膽固醇死亡率較低。

身體自行合成的物質不可能越低越好

人體的生理機制是經過長時間演化形成的，只要是體內會自行合成的物質，通常對維持生命和健康有其重要的作用。這些物質的存在並非隨意，而是有其必然性與必要性，例如血中葡萄糖與尿酸。

血中葡萄糖是大腦和身體重要的能量來源，如果你血中葡萄糖過低，身體會全面失衡；適量的尿酸在體內可以對抗氧化壓力、保護神經，並且幫助免疫系統抵抗感染，如果你體內尿酸過低，會導致中樞神經退化性疾病，例如阿茲海默症跟與巴金森氏症。膽固醇

▶ WHO 數據／男性膽固醇高低與心血管疾病死亡率之關係

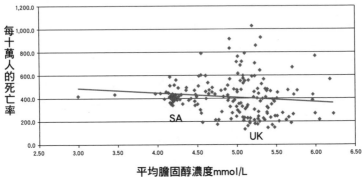

$r=0.133(R^2=0.018)$

高膽固醇的人心血管疾病死亡率較低，而低膽固醇的人心血管疾病死亡率較高（男性）。

資料來源：Zoë Harcombewww.zoeharcombe.com

▶ WHO 數據／女性膽固醇高低與心血管疾病死亡率之關係

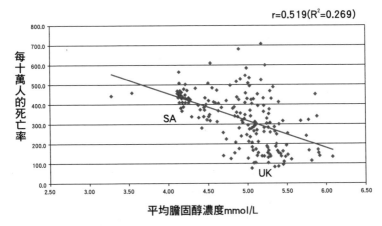

$r=0.519(R^2=0.269)$

高膽固醇的人心血管疾病死亡率較低，而低膽固醇的人心血管疾病死亡率較高，比之於男性關聯性更強（女性）。

資料來源：Zoë Harcombewww.zoeharcombe.com

▶ WHO 數據／男性膽固醇高低與全因死亡率之關係

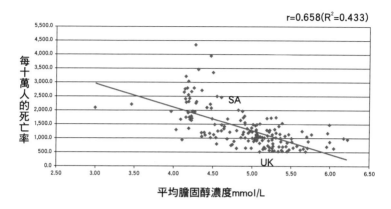

高膽固醇的人死亡率較低，而低膽固醇的人死亡率較高（男性）。

資料來源：Zoë Harcombewww.zoeharcombe.com

▶ WHO 數據／女性膽固醇高低與全因死亡率之關係

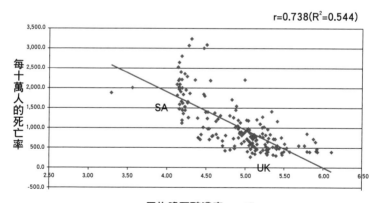

高膽固醇的人死亡率較低，而低膽固醇的人死亡率較高，比之於
男性關聯性更強些（女性）。

資料來源：Zoë Harcombewww.zoeharcombe.com

也是身體自行合成的物質之一，同理可證，膽固醇並非越低越好。膽固醇過低會影響細胞的穩定性和生理功能，如果體內沒有膽固醇，你會立刻死亡。

研究①：膽固醇過低恐增加中風機會：該反思少吃油是養生之道嗎？

2012 年 11 月的聯合報曾經刊登一篇溫啟邦教授的研究，他分析 50 萬筆 20 歲以上受檢者的健檢資料，其中 2 萬人吃全素。研究發現，吃素者因為膽固醇過低，恐增加中風機率。膽固醇低於 130 mg/dL 的全素食者，中風機率較一般人高 3 倍；膽固醇介於 130～180mg/dL 之間的茹素者，中風機率較一般人高 1.5 倍。

研究②③：低膽固醇增加死亡率

2021 年，《自然》雜誌（Nature）旗下的《科學報導》期刊發表了一項研究，使用 1999 至 2014 年的全國健康和營養調查數據，涉及 19,034 名受試者，並進行了

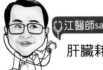

江醫師says

肝臟耗費能源合成膽固醇，絕對不是為了要害你！

中位數 7.8 年的追蹤。結果顯示，低膽固醇並未降低總死亡率，甚至當膽固醇低於 100 mg/dL 時，總死亡率顯著上升。此外，另一項針對 3,090 位 60 歲以上瑞典人的研究，追蹤中 7.5 年，結果發現，不論是否服用降膽固醇藥物，膽固醇較低的受試者死亡率反而最高[8]。

膽固醇高，真的不該怕嗎？

　　看到這裡，我相信多數人對於「不該費盡心思把重點放在降低膽固醇」的看法，應該還是半信半疑，畢竟要甩開「膽固醇是壞蛋」的想法不是件容易的事。或許你想問：重點不在降低膽固醇，那該放在哪？簡單說，重點應該是了解為什麼膽固醇會升高，以及找出升高的原因。

膽固醇默默持續飆升，是告訴你身體發炎了

　　在生理機制中，膽固醇擔任修復材料的要角，當身體有地方發炎或受傷，細胞需要修復，膽固醇就會被送到這些地方，幫助修復和建造新的細胞。因此，當你拔牙、做手術或是身體有細胞受損正在發炎時，LDL-C 修理工就會上工，LDL-C 值就會上升。另外，倘若腎臟有損傷，導致尿液中有蛋白質（蛋白尿），身體的 LDL-C 也會變多，因為它要幫助修復腎臟受損的部分。所以，膽固醇默默持續飆升是一個訊號，告訴我們體內發炎了！

如果炎症或體內有害的物質沒被處理好，身體會繼續派出 LDL-C 大隊來修復損傷，就像消防隊員不斷地去滅火一樣。請大家想想，倘若細胞受損發炎的部位是兇案現場，那麼確實我們會在現場看到膽固醇。但膽固醇明明是救護車，卻被視為兇手，豈不無辜？所以，重點不在膽固醇而是發炎！

重金屬加重體內發炎反應

根據美國心臟協會的資料，體內重金屬含量增加會導致總膽固醇（包括 LDL-C）上升。研究顯示，當體內重金屬為「鉛」含量最高，總膽固醇增加的風險比鉛含量最低者高 56%，LDL-C 增加的風險高 22%；當體內重金屬為「汞」含量最高，總膽固醇增加的風險可達 73%；而體內「鎘」含量最高，總膽固醇增加的風險則提升 41%。

重金屬會透過多種機制加劇發炎反應，例如增加自由基生成、損害細胞結構、干擾免疫系統，以及提升氧化壓力和炎症反應。因此，美國心臟協會提供的資料並不令人意外。

我有個 74 歲的男性患者，第一次來看診時總膽固醇高於 240mg/dL、LDL-C 高於 160mg/dL，服用藥物後降低約 35%，但停藥之後數值又全部回升，這樣反

覆用藥持續了三年。後來我安排他進行抽血檢查，發現血中汞含量高達 16ug/dL。隨後進行了為期三個月的排汞療法，結果血汞降至為 3ug/dL，總膽固醇降至 156mg/dL，LDL-C 則降至 63mg/dL。這就是透過找出原因並對症治療所取得的成果。

塑膠及其微粒也會加重體內發炎反應

除了重金屬之外，塑膠及其微粒也會加重體內的發炎反應，並阻礙膽固醇代謝[1]，使得健檢報告上的膽固醇值居高不下。塑膠微粒會被身體視為外來物質，因此恐怕會引發免疫系統反應。它也像重金屬可能引起氧化壓力，造成細胞結構的損害，導致慢性發炎。

就在 2024 年《新英格蘭醫學雜誌》發表了一篇研究，探討了塑膠微粒對動脈粥樣硬化斑塊的影響，並評估這些微粒與心血管事件之間的關聯。研究發現在 257 名患者中，有 150 名患者（58.4%）的頸動脈斑塊中檢測到聚乙烯，31 名患者（12.1%）的斑塊中檢測到聚氯乙烯。檢測到塑膠微粒的患者發生心肌梗塞、中風或全因死亡的風險，比未檢測到這些物質的患者高出 453%[2]（而膽固醇過高只會增加心血管疾病的風險 20%）！

《環境污染》國際期刊也發表了關於塑膠微粒的相關研究。研究者發現巴黎的大氣塵埃中存在塑膠微粒，

由於塑膠微粒的尺寸非常小，它們能夠進入呼吸道，並可能進一步引發呼吸系統的損傷，影響健康。尤其是對於職業性暴露於這些微粒的工人，研究發現他們通常會出現氣道和間質的炎症反應，這可能導致呼吸困難。此外，即使在塑膠微粒低濃度的環境中，易感個體（例如有呼吸系統較弱的人）也可能發生健康問題[3]。而另一份研究也顯示我們所吸入的懸浮微粒很快就會在體內跑透透[4]。

我一直對重金屬和塑膠對健康的潛在危害感到非常擔憂，認為生活中的重金屬與塑膠微粒比膽固醇危險太多。《新英格蘭醫學雜誌》及《環境污染》國際期刊的研究結果有力地支持了這一觀點。

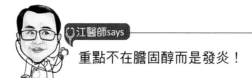

江醫師says

重點不在膽固醇而是發炎！

真正的超級壞膽固醇

一直以來，LDL-C 被當成心血管硬化的指標，但近年研究發現，單單憑藉著該數據來預測血管硬化其實不太具有意義，比較有預測能力的是 sdLDL 和 oxLDL。

小顆粒的 sdLDL 是心血管疾病主要成因

前面我們曾經說過，脂蛋白是載體，膽固醇是乘客，換句話說脂蛋白就像膽固醇的 Uber，將其運送到各目的地。就如同路上跑的 Uber 有各種系列，脂蛋白也有，例如 HDL、LDL 等。

但即使同一系列的 LDL，也還可以按照大小顆粒不同而分成兩種；大型的 LDL，顆粒大、密度低不會造成心血管疾病；小型的 LDL（sdLDL 又被稱為超壞膽固醇），顆粒小、密度高，更容易穿透動脈壁，促進動脈粥樣硬化，增加冠心病的風險。麻煩的是，它隱藏於 LDL 中，因此即使 LDL 正常，也不代表 sdLDL 沒有超標，所以光看 LDL 數值是不夠的！

▶ 大顆粒 LDL 多較理想

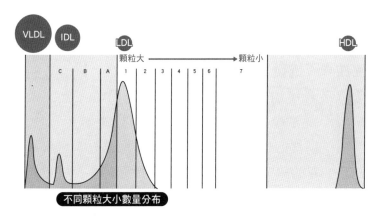

大顆粒 LDL 數量越多，對健康的風險相對越低。

▶ 小顆粒 LDL 多較不理想

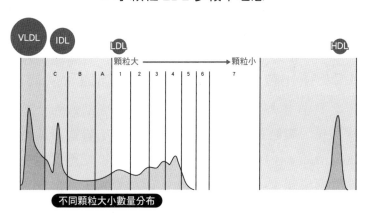

小顆粒 LDL 數量越多，對健康的風險相對越高。

研究①②③：sdLDL 提高冠心病的風險

　　一份研究研究共招募了 356 名冠心病患者和 164 名沒有冠心病的對照組。研究發現 sdLDL 與冠心病之間有著強烈的關聯[1]；一份超過 11,000 名受試者的研究顯示，既使 LDL 高，只要 sdLDL 低，冠心病的風險就不會增加。相反的，即使整體 LDL 不高，如果 sdLDL 數量較多，罹患心血管風險也會增大[2]；無獨有偶，這樣的情況不僅僅在西方國家成立。日本一項為期 8 年的研究，也發現 sdLDL 數量越多，罹患冠心病的機率越高，甚至可能一般人的 5 倍之高[3]！

研究④：sdLDL 跟缺血性中風密切相關

　　除了冠心病和冠狀動脈疾病外，sdLDL 也與缺血性中風高度相關。一項研究分析顯示，三酸甘油脂、LDL-C 與 sdLDL 中，sdLDL 與缺血性中風的關聯性顯著，而另外兩者的相關性則相對較低[4]。

LDL 氧化後變成 oxLDL，會增加血管疾病

　　承載著壞膽固醇的脂蛋白經過氧化反應，形成 oxLDL。這時候我們的身體會認為它是異物或威脅，試圖清除 oxLDL，於是巨噬細胞等免疫細胞就會在動脈壁聚集起來，吞噬 oxLDL，這會導致斑塊形成，進一步增加心血管疾病的風險。因此，oxLDL 也是另一個我們該關注的關鍵指標。

研究①：oxLDL 增加心血管疾病的風險

2017 年《加拿大心臟病學期刊》一篇觀察性研究的薈萃分析，針對多項研究中 oxLDL 與心血管疾病之間的關聯進行綜合分析。結果顯示，oxLDL 含量每增加 1 個測量單位，心血管疾病的風險就會增加 79%。這表示 oxLDL 的增加與心血管疾病風險之間存在著強烈的正相關關係 [5]。

研究②：oxLDL 會加速斑塊的進展

2023 年發表了一篇研究，該研究對 2000 至 2022 年間在主要醫學資料庫中發表的相關研究進行了系統性回顧和統合分析，旨在探討 oxLDL 與動脈粥樣硬化性心血管疾病之間的關係。結果顯示 oxLDL 增加越多，斑塊進展的風險越大 [6]。

研究③：oxLDL 增加罹患冠心病的風險

一項研究針對患有冠心病與未患有冠心病的兩組人員，進行分析研究。結果發現兩組人之間 LDL 數值相近，這意味著 LDL 與冠心病之間沒有明顯正相關

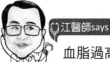

江醫師says

血脂過高的人應該要檢查 sdLDL 和 oxLDL。

關係，若僅僅依賴 LDL 來評估冠心病風險意義相當有限。然而，oxLDL 與冠心病之間存在著明顯正相關，表明 oxLDL 的升高顯著增加罹患冠心病的風險[7]。

由上述多項研究，可明確得知 sdLDL 與 oxLDL 對心血管健康的影響。不過很可惜，目前健保並未將這兩項檢查納入給付範圍，因此，在醫院進行血脂檢查時，這兩項內容不包含在內，需自行前往自費檢測的機構進行檢查。

健康多一點

Lp(a) 也是心血管風險因子

還有一種脂蛋白叫做脂蛋白 (a)，Lipoprotein(a)（以下簡稱 Lp(a)）。它的結構和 LDL 很類似，但包含一種稱為 apolipoprotein(a)（以下簡稱 Apo(a)）的特定蛋白質。它被單獨視為一個心血管疾病的風險因子[8]。這種特殊的脂蛋白是由基因所決定的，無法透過藥物改變。

3-6

膽固醇是造成動脈粥樣硬化的真兇?

　　「膽固醇到底是不是造成動脈粥樣硬化的兇手?」其實,我們在本書「3-5 真正的超級壞膽固醇」章節就花了些篇幅告訴你答案,不是的,膽固醇不是造成動脈粥樣硬化的兇手。

膽固醇對心臟的影響低於我們的想像

　　實際上,一份 2021 年的研究分析了冠心病的風險因素,結果顯示高血糖是風險占比最高的因素(占比超過 25%),而膽固醇(研究中分析 LDL-C)的風險占比則不到 5%,因此表明膽固醇對於冠心病的影響相對較小[1]。

　　另一份 2024 年的研究挑戰了「高膽固醇與動脈粥樣硬化進展有關」的傳統觀點,研究招募了 80 名總膽固醇值高達 369mg/dL、LDL-C 高達 272mg/dL 的對象,並與 80 名總膽固醇與 LDL-C 均為常見均值(205mg/dL 與 123mg/dL)的對照組進行比較。經過一年追蹤,使用冠狀動脈電腦斷層掃描血管攝影分析,結果顯示兩組在冠狀動脈斑塊和鈣化指數上均無顯著差異[2];此

外，還有多份針對高齡者的研究都告訴我們，高膽固醇並不影響心臟健康（請參考下表）。

▶ 高膽固醇不影響心臟健康之研究整理

研究	參與總人數	平均（範圍）年齡（歲）	性別	觀察時間(年)	結論
Simons et al.	2,627	>60	男性 女性	5	高總膽固醇未預測冠狀動脈死亡率
Weijenberg et al.	885	64-84	男性 女性	5	高總膽固醇未預測冠狀動脈死亡率
Räihä et al.	347	>65	男性 女性	11	高總膽固醇 and LDL-C 未預測冠狀動脈死亡率
Simons et al.	2,805	>69	男性 女性	11	高總膽固醇 and LDL-C 未預測冠狀動脈死亡率
Abbott et al.	4,614	65-93	男性	26	高總膽固醇未預測冠狀動脈死亡率
Forette et al.	191	80(60-100)	女性	5	高總膽固醇未預測冠狀動脈死亡率

Framingham	753	60	男性 女性	30	高總膽固醇未預測冠狀動脈死亡率。降低膽固醇與冠狀動脈死亡率增加相關
Siegel et al.	551	75	男性 女性	4	高總膽固醇未預測冠狀動脈死亡率
Nissinen et al.	867	65-74	男性	10	高總膽固醇未預測冠狀動脈發病率或死亡率
Steering Committee	75	60-74	男性 女性	4	家族性高膽固醇血症與正常人群相比：全因死亡風險0.69; 冠狀動脈死亡風險為0.44
Krumholz et al.	997	78.8(>70)	男性 女性	4	高總膽固醇未預測冠狀動脈發病率或死亡率
Weijenberg et al.	272	>64	男性 女性	17	高總膽固醇未預測男性冠心病死亡率
Simons et al.	2,627	>60	男性 女性	5	高總膽固醇未預測冠狀動脈死亡率

或許更該小心植物固醇對心血管的傷害

植物固醇是天然存在於植物中的一類有機化合物，廣泛分布於堅果、豆類、全穀類、蔬果及植物油中。其中，菜油甾醇和谷甾醇是最常見的植物固醇類型。眾所周知，植物固醇能降低血液中的總膽固醇，因此「多攝取植物固醇以降低膽固醇」的說法廣受支持。

然而大家知道嗎？正常人僅吸收約 1% 的植物固醇，但有基因缺陷如豆固醇血症患者（sitosterolemia），吸收率可達 15 至 60%，5 歲就可能出現心肌梗塞。這是不是很矛盾？

「植物固醇的結構和膽固醇非常相似，這種相似性使得植物固醇能夠與膽固醇在腸道中競爭吸收，從而降低膽固醇的吸收，多吃多健康」聽起來似乎很合理，但實際上，縱使它們的結構相似，植物固醇在體內的代謝和作用方式與膽固醇卻有所不同。

最麻煩的是，植物固醇一樣會形成結晶進入紅血球的細胞膜，可能影響膜的流動性和結構，進而影響膽固醇的代謝和紅血球的功能。我想，這就是問題的開始！

研究①②：植物固醇過多可能加速動脈粥樣硬化

2004 年一份研究顯示，雖然植物固醇的結構與膽固

醇相似，但由於植物固醇無法被酯化（即與脂肪酸結合形成便於運輸的穩定形式）且難以代謝，這可能加速了動脈粥樣硬化斑塊的形成，因此，研究發現植物固醇含量增加與早期冠狀動脈疾病相關[3]。

2000 年，Rajaratnam 等人進行了一項研究，旨在探討膽固醇代謝是否與絕經後女性的冠狀動脈疾病相關聯。結果顯示，非膽固醇固醇的比率與冠狀動脈疾病的風險顯著相關。特別是，植物固醇來源（如角鯊烯、菜油甾醇、谷甾醇）的比率升高，與冠狀動脈疾病的風險增加有關。

另外當膽固醇合成的指標—— Lathosterol 值（音譯拉索固醇，抽血即可檢測）降低時，也增加了患冠狀動脈疾病的風險。因此，膽固醇吸收增強和合成減少的變化，可能與冠狀動脈粥樣硬化有關[4]。

研究③④⑤：植物固醇濃度增加提高冠狀動脈風險

2002 年一項研究顯示，擁有冠狀動脈心臟病家族史的患者，其血中植物固醇濃度較高。這些發現支援了植物固醇可能是冠心病的額外危險因素的假設[5]。

心臟病學家 Gerd Assmann 等人在 2006 年所發表的研究結果顯示，植物固醇（谷甾醇）濃度的升高以及谷甾醇／膽固醇比率的增加，似乎與主要冠狀動脈疾病的發生率增加相關[6]。

2010 年，生物醫學專家 Günther Silbernagel 等人進行了一項研究，評估了植物固醇的吸收量和膽固醇合成之間的關係，以及這些因素對全因死亡率和心血管死亡率的影響。這項研究表明，雖然植物固醇通常被認為有助於降低膽固醇吸收，但研究顯示，植物固醇的高吸收量卻與心血管疾病風險增加有關。這可能是因為膽固醇合成降低了，反而帶來了不利的健康影響[7]。

江醫師says

很多大動脈粥樣硬化斑塊中，其實不是膽固醇，而是植物固醇！

如果不是膽固醇，那是什麼造成血管問題？

　　「膽固醇會造成動脈粥樣硬化」是目前大家的共識（我持反對意見）。其實有個很簡單的邏輯，膽固醇是修理工，若內皮細胞沒有發炎或受傷，它又何須到報到並停留在現場？所以，膽固醇的角色完全就是被過度誇張化了。

　　位於美國明尼蘇達州的 Minneapolis 心臟中心，研究了 1,823 個心肌梗塞的病人後，發現這些病人的壞膽固醇值與正常人的差不多。這意味著心肌梗塞可能是由很多不同因素造成的，例如抽菸或不健康的飲食、重金屬、植物固醇、懸浮微粒、塑膠微粒等等，膽固醇的影響被過分強調了 [1]。

動脈粥樣硬化形成過程

　　動脈粥樣硬化形成的過程大概可粗分為三個主要階段，首先是內皮細胞受傷；接下來，容易進入血管內皮細胞內的 sdLDL、oxLDL 從傷口處滲入，這些脂質在血管壁中累積，促使局部炎症反應；隨後，巨噬細胞聚集吞噬氧化膽固醇等脂質，並隨著時間推移不斷

增大變成泡沫細胞。最後，泡沫細胞與其他細胞組織一同在血管壁中沉積，形成粥樣斑塊。這些斑塊會從內側推擠內皮細胞，導致動脈內徑狹窄，影響血流。隨著斑塊的增長，血管會變得更加堅硬，動脈粥樣硬化就此形成。

▶ 動脈粥樣硬化形成過程

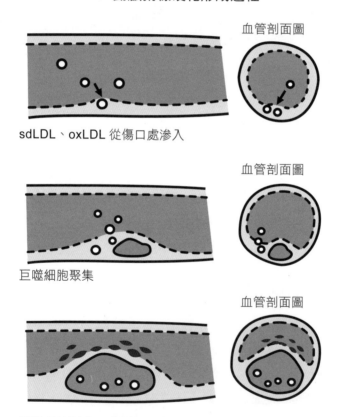

血管剖面圖

sdLDL、oxLDL 從傷口處滲入

血管剖面圖

巨噬細胞聚集

血管剖面圖

粥樣斑塊形成，動脈內徑夾窄

血管阻塞常見原因①高血壓

　　血管阻塞是由多種因素共同影響造成的結果，高血壓是其中一個主要原因。如果透過顯微鏡觀察血管，會看到血管內壁覆蓋著一層像毛毯的結構，這就是內皮糖萼（Endothelial Glycocalyx）。內皮糖萼由糖類和蛋白質組成，形成網狀結構，覆蓋在血管內皮細胞的表面，這層屏障對維持血管健康和功能至關重要。

　　然而，當血壓長期過高，血流日夜持續衝擊血管內壁時，內皮糖萼會逐漸受損。不僅讓血管內的環境失去穩定性，還會使得血管內皮細胞失去重要的保護層，屆時血液中的壞東西（如毒素、炎症物質等）便會直接接觸內皮細胞，導致血管受損，最終促進動脈動脈粥樣硬化、血管阻塞的發展。

▶ 內皮糖萼

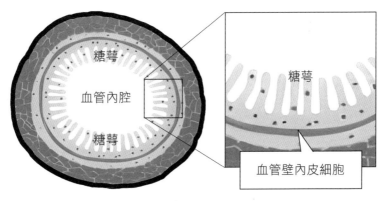

附著在血管內腔壁上、柔軟且富有彈性的結構即為內皮糖萼。

血管阻塞常見原因②血管鈣化

血管鈣化是指鈣鹽沉積在血管壁內，導致動脈硬化和彈性下降的現象。這一過程與磷酸鹽密切相關，尤其是食品中的磷酸鹽添加劑，可能促進鈣在血管中的堆積，形成鈣化。當動脈壁發生鈣化後，血小板更容易在受損的血管壁上聚集，這會增加血栓形成的風險。隨著血小板的凝集和血栓的形成，血管阻塞的進程會進一步加快。

血管阻塞常見原因③胰島素阻抗

胰島素阻抗（當 HOMA-IR 值 >2.8）與代謝症候群有關，它會促進血脂異常，並加速動脈粥樣硬化的進程。研究顯示，高血糖和胰島素阻抗是冠心病最主要的危險因素[2]。當胰島素阻抗加重時，體內炎症反應會增加，這會進一步損傷血管，進而增加血管阻塞的風險。

血管阻塞常見原因④慢性發炎

長期的慢性發炎，如紅斑性狼瘡、類風濕性關節炎和牙周病，會加速動脈硬化的發展。慢性炎症會引發持續的免疫反應，導致大量的炎症細胞和介質在血管壁積聚，這會增加氧化壓力並損害內皮細胞結構和功能。隨著內皮細胞遭到破壞，血管壁會變得更容易受損，從而促使斑塊形成，最終導致血管阻塞。

▶ 血阻塞常見原因

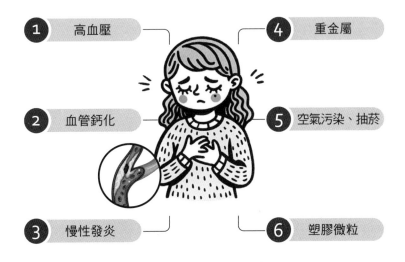

1 高血壓			**4** 重金屬	
2 血管鈣化			**5** 空氣污染、抽菸	
3 慢性發炎			**6** 塑膠微粒	

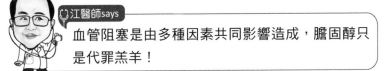

江醫師says

血管阻塞是由多種因素共同影響造成，膽固醇只是代罪羔羊！

血管阻塞常見原因⑤重金屬

我們在本書「3-4 膽固醇高，真的不該怕嗎？」提過，膽固醇高所帶來的訊息是體內發炎，而重金屬正是造成體內發炎的原因之一。鉛、鎘、汞、砷和過多的鐵等重金屬會傷害血管內的細胞，並促使產生自由基。這些自由基會加速動脈硬化的進程。此外，重金屬還可能引起炎症和氧化壓力，進一步損傷血管，增加血管阻塞的風險。

血管阻塞常見原因⑥空氣污染和抽菸

根據世界衛生組織（WHO）的估計，全球每年約有700萬人因戶外和家庭空氣污染而過早死亡。空氣中的懸浮微粒（例如 PM2.5）可以通過肺部進入血液，進而到達心臟和血管，增加心血管疾病的風險。此外，空氣中的污染物和吸菸也會引發血管炎症反應，促進動脈粥樣硬化，增加血栓風險。吸菸中尼古丁和一氧化碳等有害物質，會直接損傷血管內皮，促使血小板聚集，進一步形成血栓。

血管阻塞常見原因⑦塑膠微粒

塑膠微粒是一種最近被發現的潛在危險。這些微小的塑膠顆粒可能會進入血液循環系統，導致氧化壓力和炎症，進而損害血管內皮，促進動脈硬化的發展（詳見本書「3-4 膽固醇高，真的不該怕嗎？」）。

Part 4

不怕高膽固醇，
只怕吃錯藥與食物！

最新研究證實膽固醇並非健康公敵，藥物也沒有想像中有效，
況且，隨著飲食研究越來越深入，低脂飲食不再是圭臬；
蛋、肉、好油脂務必要攝取，還有一些好食物可以從旁輔助。
總之，揪出膽固醇變高的原因、保持健康飲食、規律運動，
就能控制膽固醇！

我的高膽固醇，真的不用吃藥控制嗎？

「醫師，您似乎不認同只關注降低膽固醇值。那吃藥降膽固醇有壞處嗎？」你是不是想這樣問？當然有！降膽固醇藥物可能會使腎臟中維生素 K2 的生成減少達 40%[1]，這可能導致腎臟血管鈣化。

甚至這類藥物可能增加糖尿病風險[2]，導致肝損傷[3]，並增加帶狀皰疹的風險，尤其是 70 歲以上的老年人，患帶狀皰疹的風險比未使用藥物的人高出 39%[4]。此外，降膽固醇藥物還可能引發疲勞感，女性受影響更明顯[5]，並降低睪酮[6]、降低 DHEA 濃度[7]以及增加陽痿風險[8]。

判定高膽固醇的數值並不可靠

「可是醫師，我還是擔心我的高膽固醇。不吃藥真的沒關係嗎？」你的擔心我理解，畢竟「不要急著吃藥降膽固醇」的概念太顛覆既定印象了。不過坦白說，傳統的膽固醇參考範圍只是基於整體人口的平均值，這些數字實際上並不完全可靠，因為每個人的情況都有所不同。以下分享兩個案例。

案例①：高膽固醇 20 年，血管沒有鈣化也不堵塞

我有一位 45 歲的男性患者，從 20 幾歲開始就接受我的診治。近 20 年來，他一直有高血壓和高尿酸血症，全家人也都有高血脂（包括父母）。他的總膽固醇為 324mg/dL，LDL-C 為 254mg/dL（這個數值確實很高）。在這種情況下，我建議他不必使用降膽固醇藥物。大家可能擔心這樣會使他的血管堵塞，對吧？

由於他是公司主管，體檢補助較多，因此我建議他利用公司提供的免費勞工體檢進行心臟電腦斷層血管攝影。結果顯示，他的所有血管都沒有狹窄，鈣化指數為 0，血管狹窄也是全部 0。另外，他全家人都存在高血脂問題，但沒有任何人發生過心肌梗塞或中風。

案例②：找出膽固醇值過高的原因比較重要

還有一位 52 歲的男性患者，他在台北醫學中心健檢時發現總膽固醇為 226mg/dL，因此開始服用降膽固醇藥物。然而，8 個月後，他出現了視力模糊的問題，經診斷發現雙眼重度白內障（健檢時並未發現白內障），不得不接受雙眼白內障水晶體置換手術。

術後他了解到降膽固醇藥物可能是引起白內障的原因，並且還有其他副作用，因此不願意再服用此藥物。當他來到我的門診時，我檢查發現他的血液中汞含量過高（他喜歡吃生魚片）。經過排汞治療後，血液中的汞含量下降，而他的膽固醇水平也恢復到正常範圍。

藥物沒有你想像中的有效

坦白說，我認為數字無法準確反映我們是否處於潛在的健康風險中，因此，我主張不該僅僅因為膽固醇數值超過平均值而輕易決定服用藥物。接下來，不妨一起看看更多相關研究，再仔細考慮下一步的措施。

研究①②③：不是高風險族群，降膽固醇對存活率沒幫助

一項系統性回顧，主要針對平均年齡介於 55 至 75 歲的群體，結果顯示對於風險不高（沒有心肌梗塞病史）的人，降膽固醇藥物無法產生提高存活率的好處。急於開始藥物治療並不是必須手段[9]；報告指出，對於沒有心肌梗塞或中過風的人，降血脂／降膽固醇藥物無法帶來生存上的益處。生活方式的調整，如戒菸和控制體重，是應對心血管問題最佳解決方案[10]。

一項薈萃分析顯示，即使在高風險的情況下，如高血壓和糖尿病，對於沒有心肌梗塞病史的人，降膽固醇藥物仍然無法提高存活率[11]。

研究④⑤⑥⑦⑧：降膽固醇無法讓你活更久

2022 年一項超過 143,000 受試者的研究分析顯示，降膽固醇藥物雖能控制 LDL-C 數值，但對降低死亡率、心機梗塞或中風的關聯並不顯著[12]；2015 年，系統性文獻回顧研究顯示，降膽固醇藥物對存活期的平

均增益小得驚人 [13]；2023 年，系統性回顧和薈萃分析顯示，無法證實降血脂、降膽固醇有全面性好處 [14]。

2016 年一項研究分析了來自 19 個研究中，68,094 名超過 60 歲（含）老年人的數據，發現大多數（92%）研究顯示，LDL-C 較高的老年人反而死亡風險較低，提示在為老年人制定降膽固醇治療時需要更加謹慎 [15]。

挪威 1992 至 2010 年的研究顯示，患有家族性高膽固醇血症的人儘管服用了降膽固醇藥物，降低心血管風險的效果也相當有限。此外，家族性高膽固醇血症者全因死亡率和癌症死亡率低於一般人群 [16]。

藥物的矛盾現象，你不能不關注

常見的降血脂／降膽固醇藥物有四類：斯他汀類藥（Statins）、膽酸結合樹脂、纖維酸鹽衍生物（Fibrates）及菸鹼酸。此外，近年來 PCSK9 藥物也逐漸受到重視。這些藥物主要針對降低膽固醇和三酸甘油脂，目標不同、機轉各異。

其中，斯他汀類藥物是最常開立的處方藥。儘管我們無法否認斯他汀類藥物的療效，因為它具抗發炎效果，因此服藥開始就能抗發炎，但對於治療高膽固醇的效果，我打上大問號。

事實上，許多藥物可能會帶來不同的健康問題。

例如 Fibrates 可以降低三酸甘油脂 20 至 50%，但對 LDL 的降低幅度僅為 5 至 35%，而且無法減少心臟疾病的發生率。

此外，Statins 和 Fibrates 的聯合使用並沒有明顯的益處。菸鹼酸雖然能降低膽固醇，但可能會影響糖尿病的管理，並增加新發糖尿病的風險。至於注射 PCSK9 藥物，雖可以降低 70% 的 LDL，但同樣會影響糖尿病控制，並且非常昂貴，既使台灣健保也是有條件的給付。

在臨床上，我經常遇到治療三高的患者。儘管他們在服藥後的血壓、血脂和血糖數據都很理想，但腎臟卻出現了問題。而主治醫師通常只關注其專業範疇，這讓我感到有必要提醒大家。當然，有些人可能會認為這是兩難選擇中的必要之惡，但我認為資訊不對等會影響人們的判斷，這並不公平。

膽固醇降低得越多，情況可能越糟

研究①②③：膽固醇降越低，死亡率越高

一項日本首次全國性研究，調查了日本高膽固醇患者的血脂與冠心病之間的關係。研究對象是 4 千多名總膽固醇值超過 220mg/dL 的患者，這些患者接受 Statin 類藥物治療，並在 6 年後分析相關結果。

從分析結果中得知，總膽固醇維持在 200 ～ 240mg/

dL 時，全因死亡率風險最低，膽固醇越低或越高風險都會提高（目前數值 200mg/dL 以上就會被要求治療）；至於癌症、中風、心血管疾病的風險，則是總膽固醇低比總膽固醇高來得危險 [17]。

一項研究顯示，越是堅持降膽固醇，死亡、中風以及冠心症的風險越高 [18]；一個針對 PCSK9 抑制劑的研究，涉及近 28,000 名患者，持續 168 週。結果顯示，接受 PCSK9 抑制劑「Evolocumab」治療的患者 LDL-C 降低了 59%，然而，在對照組（接受安慰劑）的患者中，共有 426 人死亡，而接受 Evolocumab 治療的患者中卻有 444 人死亡 [19]。這樣的結果讓人不禁思考，降低膽固醇卻增加死亡率，真的值得嗎？

動脈冠化者請治療膽固醇

我並非要大家放任膽固醇不理，也不是贊成讓膽固醇指數無限飆升。有兩大類族群我還是會請他們積極治療膽固醇，一是動脈鈣化者，二是三酸甘油脂值高的人。研究顯示，動脈冠化和三酸甘油脂是心血管疾病的重要危險因子。

研究①②③：冠狀動脈鈣化指數越高，心血管疾病風險越高

一項大型、長期、回顧性分析研究，旨在探討「冠狀動脈鈣化指數」與「Statin 類藥物」在預防心血管

疾病的關聯。這指數是用來測量心臟血管鈣化程度的指標，數值越高，意味著動脈硬化的風險越大。研究發現，鈣化指數超過 100 分的患者，從降膽固醇藥物治療中獲益最多，心血管疾病風險顯著降低。然而，鈣化指數較低的患者（小於 100 分）並未從藥物中獲得顯著效果，特別是鈣化指數為 0 分的患者，在長達 10 年的追蹤中，藥物治療未顯示出明顯的益處[20]。

一項研究針對 206 名家族性高膽固醇血症患者進行分析，患者平均年齡為 45 歲。研究者首先讓患者接受降膽固醇治療，讓其降至 150mg/dL。隨後，透過冠狀動脈鈣化指數來評估這些患者的心臟風險，並對其進行前瞻性追蹤。結果顯示，鈣化指數越高，患者發生動脈粥樣硬化性心血管疾病（ASCVD）的風險越大。尤其是鈣化指數超過 100 分的患者，其 ASCVD 發生率明顯高於鈣化指數為 0 分或較低的患者。而鈣化指數為 0 分的患者在追蹤期間沒有出現任何心血管事件，顯示他們的風險極低[21]。

一項大型研究探討了 LDL-C 與 ASCVD 之間的關聯，並分析冠狀動脈鈣化指數的影響。研究發現冠狀動脈出現鈣化者，LDL-C 越高，發生動脈粥樣硬化性心血管疾病的風險越高。冠狀動脈無鈣化者，LDL-C 的高低則和 ASCVD 風險無顯著關聯。

由此可見，只有鈣化指數高的人才需要降膽固醇[22]。

與其注意 LDL-C，你更該注意三酸甘油脂

研究①②③④：三酸甘油脂與心血管疾病風險相關

一項研究分析了 HDL-C 低且三酸甘油脂高的患者，和僅有 LDL-C 高的患者，對心血管疾病風險和治療反應的差異。結果顯示，藥物治療對 HDL-C 低且三酸甘油脂高的患者才顯著效果，此外，該組患者心血管疾病的風險顯著高於僅有 LDL-C 高的患者[23]。

2020 年一項研究分析發現，高膽固醇的人只要維持正常的腰圍、三酸甘油脂及胰島素作用，死亡率跟其他人無差別，反之上述風險因子若沒控制好，就會增加冠心病風險[24]。

2001 年一項研究結果顯示，使用 Statin 類藥物來降低 LDL-C，對於預防冠狀動脈效果相當有限。相反地，對於 HDL-C 低且三酸甘油脂高的患者，這些藥物治療效果更顯著，能有效降低主要冠狀動脈疾病的發生率[25]；一項研究顯示三酸甘油脂與冠狀動脈疾病的發展密切相關[26]。

研究⑤⑥⑦：三酸甘油脂對心血管健康構成威脅

2022 年研究發現高三酸甘油脂患者中，可能存在較多 sdLDL，對心血管健康構成威脅[27]。

2014 年一項研究發現當 sdLDL 濃度上升時，血中三酸甘油脂含量也會隨之上升，意即高三酸甘油脂會

促進 sdLDL 的形成，增加心血管疾病的風險 [28]。

1990 年一項研究調查了 301 名來自 61 個家庭的受試者，結果顯示 sdLDL 與三酸甘油脂的濃度成正相關 [29]。

膽固醇好壞，其實沒那麼絕對

2000 年代初期世界知名大藥商輝瑞（Pfizer）贊助了名為 IlluminateTrial 的研究，研究旨在評估膽固醇酯轉移蛋白（CETP）抑制劑—— Torcetrapib 是否能有效降低心血管疾病的風險，並觀察其對血中 HDL-C 含量的影響。雖然臨床試驗顯示該藥物可以提高 HDL-C，但最終卻發現其實際上會增加心血管疾病的風險，因此結束臨床試驗並停止開發 Torcetrapib。

江醫師says

研究發現高三酸甘油脂患者中，可能存在較多 sdLDL，對心血管健康構成威脅。

膽固醇變成健康公敵，是由一個誤會開始?!

膽固醇對健康至關重要，但為什麼後來變成人人喊打的過街老鼠呢？一切都是從誤會開始。

怪哉！用草食性動物做膽固醇研究?!

1913 年，俄國科學家 Nikolai Anitschkow 進行了一項相當著名的兔子實驗。他餵食兔子研究膽固醇，結果發現兔子的膽固醇驚人地超過 1,000mg/dL，且動脈內產生了類似人類動脈粥樣硬化的斑塊。因此，這一研究結果成為後來「膽固醇有害」觀點的理論基礎。然而，兔子是草食性動物，本來就無法消化膽固醇。這一明顯的缺失卻沒有人提出質疑！

脂質假說的推動，讓膽固醇臭名遠播

1950 年代，在美國科學家 Ancel Keys 基於針對七個國家的大規模研究數據，提出了「脂質假說（Lipid Hypothesis）」，認為飲食中的飽和脂肪和膽固醇會提高血液中的 LDL-C，進而增加冠心病風險。這一研究被媒體廣泛報導，讓膽固醇因此臭名遠播。

然而，脂質假說也受到不少質疑。批評者認為這其中存在選擇性使用數據的問題，因為研究只選取七國數據，忽略其他飲食高脂卻冠心病發病率低的國家。

此外，隨著研究進展，科學家們發現 LDL 並非一體，尤其是小顆粒的 LDL 更容易引發動脈粥樣硬化，而大顆粒的 LDL 相對無害。

現在重新認識膽固醇還不算遲

實際上，越來越多研究證實膽固醇並非健康公敵，其組成與作用遠比我們所知的複雜，不可一概而論。而隨著醫學研究對心血管疾病的理解加深，諸如「單單以膽固醇來判斷心血管疾病風險過於簡單」的觀點也逐漸受到重視。

現代研究顯示，膽固醇與心血管疾病之間的關聯並不如我們想像的那麼直接。我期望，大家都能用更全面的角度來看待膽固醇與健康的關係。

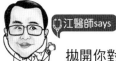

江醫師says

拋開你對膽固醇的成見，才有機會看到全貌。

「吃藥降膽固醇」背後藏著什麼祕密？

　　在醫學研究中，數據的呈現常常能影響患者的決策，但背後的真相卻可能與表面相差甚遠。關於這一點容我用一些篇幅來向大家說明。

統計詐騙——效果不如數字顯示得那麼好

　　阿斯利康的 JUPITER 和默克的 4S 是兩個非常知名的臨床試驗。JUPITER 主要評估 Statin 類藥物（特別是 Rosuvastatin）對心血管疾病預防的效果；4S 則是評估主要評估 Statin 類藥物（Simvastatin）對於高膽固醇患者心血管疾病風險的影響。

　　在 JUPITER 研究中，宣稱服用 Rosuvastatin 的組別，心血管疾病發生率下降了 44%。聽起來這個數字非常吸引人，但實際情況卻不像看起來的這樣美好。研究中有 8901 名參與者，對照組中有 251 人發生了心血管疾病，而服用 Rosuvastatin 的組別有 142 人得病。

　　這意味著，對照組的風險為 2.82%，而實驗組的風

險是 1.59%。雖然這樣的下降比例是 44%，但實際上服用這個藥物的風險減少量只有 1.23%。也就是說，100 個人中只有 1.23 個人因為服用了這藥物才避免了心血管疾病。這跟 44% 降幅聽起來感受上差很多。

另外，研究也提到服用藥物後，心肌梗塞的風險下降了 54%，然而，這個數字是基於非常小的發病率計算出來的。對照組只有 0.76% 的人發生了心肌梗塞，而服用藥物的組別只有 0.35%。從 0.76% 降到 0.35%，下降比確實是 54%，差距聽起來很大，但實際發生的病例數量卻非常少。

4S 研究也有類似情況。儘管 Simvastatin 每年只降低死亡風險 0.6%，卻被宣傳為降低 42% 的相對風險。這種數據表達方式容易誤導人，讓統計手法看起來像是在背後操控事實，實際效果遠不如數字顯示得那麼美好。

絕對風險與相對風險的數字遊戲

要理解這些數字，首先要明白絕對風險和相對風險的區別。絕對風險是某事件實際發生的機率，而相對風險則是比較兩組之間風險變化的比例。舉個例子，若有一組 2 人發生心肌梗塞，而另一組有 3 人，相對風險看起來降低了 34%，聽起來很吸引人，但實際上

絕對風險只差 1%。因此，我們在理解藥物效果時，必須同時考慮絕對風險，才能有更真實的認識。

也許有人會納悶，醫師難道不知道這個區別嗎？事實是，部分醫生對機率、風險和統計學的掌握沒那麼深，導致一些效益低、副作用大的藥物被大量使用。再加上醫療中的父權主義作祟，病人的知情權和決策權常被忽視，醫生可能因為擔心病人拒絕治療，而選擇強調藥物治療效果。

當然，也有醫生是深思熟慮的，但在台灣的醫療體系中，醫生與病人的溝通時間往往有限。診間內如果只有 2 分鐘，病人會覺得不夠深入；而候診的病人卻會抱怨等待 3 分鐘太長。這種矛盾讓醫生難以詳細解釋治療方案的風險和效益，成為目前醫病溝通的一大困境。

研究偏差──有些研究結果隱藏在黑暗中

在醫學研究中，資金來源往往能左右結果。很多降血脂藥物的研究都是由製藥公司贊助的，比如輝瑞的 Torcetrapib 研究、阿斯利康的 JUPITER 研究和默克的 4S 研究。這些研究看起來效果都很棒對嗎？但我們得留意，製藥公司有時可能會在報告結果上做點小手腳。而且，很多負面結果的研究根本都不會發布。可

能進行了 10 個臨床研究，最後只發布了 1 個正面的，而其他 9 個負面結果則隱藏在黑暗中。

這並非陰謀論。2004 年的默克 Vioxx 醜聞就揭示了這種「操作」的真實性。Vioxxx 原本宣稱能有效緩解疼痛，但上市後發現它可能增加心臟病和中風的風險。默克因此被指控隱瞞數據，最終不得不撤回該藥物並支付約 50 億美元的巨額賠償金。

這起醜聞讓大家對製藥公司的透明度和研究的可信度開始抱持懷疑，也促使美國國會在 2004 至 2005 年間通過更嚴格的臨床試驗規範，強化了對藥物安全性的監管。而這些規範實行之後，隨後的所有前瞻性對照大型研究中，幾乎看不到降血脂能帶來全因死亡率的好處。

商業考量──無法明言卻又已是公開的祕密

在醫學界，有一個令人不安的事實：在美國負責制定降血脂藥物指南的專家小組中，15 位專家裡面竟然有 8 位和藥廠有密切的聯繫！些專家往往是藥廠的資助者，部分解釋了為何一些效益不高、副作用卻不少的藥物仍被廣泛使用。

為什麼會出現這種情況呢？根據約翰霍普金斯醫療集團（JohnsHopkins Medicine）的資料，全球超過 2

億人正在服用 Statin 類藥物。 研究顯示，2023 年全球 Statin 類藥物市場的價值達 150 億美元，且預期將持續成長。這些數字清楚地顯示了降血脂／降膽固醇藥物在市場上的巨大利潤。

江醫師says

別忽視藥物行銷的影響力！

降血脂／降膽固醇藥物副作用不是心魔，是真的！

其實，Statin 類藥物的副作用一直都是個熱門話題。雖然最近有研究指出超過 90% 的副作用並不是藥物造成的，而是大家的過度聯想和誤判。但早在 2012 年美國 FDA 就擴大對 Statin 類藥物風險的建議，要求更新標籤，讓大家了解可能的副作用，比如肌肉、記憶力和血糖等等相關的風險。此外，更多報告也證實副作用的存在！

藥物副作用①出血性中風

2021 年研究分析了 204,918 名患者的 36 項 Statin 類藥物臨床試驗以及 76,140 名患者的 5 項 PCSK9 抑制劑試驗，發現 Statin 類藥物會顯著增加出血性中風的風險，特別是在高劑量和有腦血管病史的患者中，其風險比低劑量或不使用 Statin 類藥物高出 53%[1]。

藥物副作用②漸凍症

2018 年研究檢查了美國 FDA 不良事件報告系統的數據，探討 Statin 類藥物與肌萎縮性脊髓側索硬化症

（ALS，俗稱漸凍症）之間的關聯。結果顯示，所有 Statin 類藥物的漸凍症報告比例都有所上升。其中特別注意，使用 Simvastatin（商品名：維妥力）的患者，報告出現運動神經元疾病的機率是未使用這種藥物的患者的 57.1 倍[2]！

藥物副作用③增加主動脈鈣化

Statin 類藥物會降低麩胱甘肽過氧化物酶的活性，削弱細胞抵抗氧化壓力的能力，這可能會增加粥樣硬化的風險。此外，這類藥物還可能抑制維生素 K2 的功能，導致鈣在血管壁上沉積，進一步加重動脈粥樣硬化的情況。

研究①：服藥治療後鈣化指數上升

一項研究中，共有 3,483 位平均年齡 59 歲的參與者，其中 47% 為男性。研究開始時，約 6.6% 的參與者使用 Statin 類藥物，他們的冠狀動脈鈣化指數平均為 58.8 分，隨後在追蹤中增至 141.3 分，顯示鈣化程度顯著上升。另一組未使用 Statin 類藥物的受試者，起始鈣化指數平均為 5.9 分，追蹤後增至 21.2 分，雖然有增加，但仍遠低於使用藥物者的數據[3]。

研究②：藥物劑量越高鈣化情況越嚴重

一項研究追蹤了接受 Statin 類藥物治療的患者鈣化指數變化，發現無論藥物的治療強度如何，鈣化程度

都顯著高於未使用藥物的患者。而且，使用較高劑量的 Statin 類藥物會導致鈣化情況更加嚴重[4]。

研究③：增加家族性高膽固醇血症患者及糖尿病患者的鈣化風險

一項研究發現，家族性高膽固醇血症患者的鈣化指數越高，未來發生心血管疾病的風險越高；另外，發現接受 Statin 類藥物劑量越多，鈣化指數越高[5]。類似的情況也在糖尿病患者中觀察到[6]。

藥物副作用④糖尿病

Statin 類藥物會干擾葡萄糖代謝，同時降低對胰島素的反應，增加胰島素阻抗，最終導致血糖升高。

研究①②：增加糖尿病風險，女性更明顯

一項研究招募了 8,749 名非糖尿病參與者，結果顯示接受 Statin 類藥物治療的人糖尿病風險增加了 46%。此外，無論是在 JUPITER 還是 WHI 等大型研究中，相較於未使用者，女性在接受這些藥物治療後的糖尿病風險更高[7]。日本的另一項研究也指出，隨著降膽固醇的程度增加，糖尿病風險亦隨之上升[8]。

研究③：增加新發糖尿病、糖尿病併發症以及肥胖的風險

雖然過去研究已證實，使用 Statin 類藥物會增加糖

尿病風險，但這一連結常被認為與受試者的健康狀況有關。為了更深入探討，研究者進行了一項針對健康成年人的回顧性分析，涵蓋 2003 年至 2012 年的數據。結果顯示，使用 Statin 類藥物的患者新發糖尿病的風險比一般人群高出 1.87 倍，併發症風險則增加到 2.5 倍，這些人也更容易出現超重或肥胖的情況 [9]。

研究④：亞裔民族受到 Statins 的影響更大

一項針對 153,840 名女性的研究發現，使用 Statin 類藥物的女性自報糖尿病的比例較高。具體來說，未使用藥物的女性中，自報糖尿病的比例為 6.41%；而使用藥物的女性則上升至 9.93%。此外，與西班牙裔女性相比，亞裔和太平洋島嶼民族的女性在使用藥物後，糖尿病的比例增長更顯著，這顯示她們對 Statin 類藥物的影響更加敏感或容易受到影響 [10]。因此，在研究中美國女性服藥所獲得的好處，未必適用於台灣女性。

藥物副作用⑤失智

膽固醇在大腦和中央神經系統中扮演著關鍵角色，約有 25% 的膽固醇儲存在大腦，負責神經元之間的連接和傳遞訊號。然而，Statin 類藥物在降低血液膽固醇的同時，可能會對大腦健康有一些負面影響。

▶ 常見的降血脂／降膽固醇藥物副作

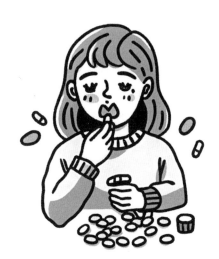

❶ 出血性中風
❷ 漸凍症
❸ 增加主動脈鈣化
❹ 糖尿病
❺ 失智
❻ 腎臟病及併發症
❼ 骨質疏鬆
❽ 乳癌
❾ 肌肉疼痛

研究①：部分藥物影響認知功能

Statin 類藥物可以粗分為脂溶性與水溶性，根據 Sahebzamani 等人的研究，分析 FDA 的不良事件報告系統數據後發現，脂溶性 Statin 類藥物（如 Atorvastatin、Simvastatin）對認知功能有較大的負面影響，更容易引發記憶或思考方面的問題 [11]。

研究②：部分藥物加速癡呆風險

一項研究發現使用脂溶性 Statin 類藥物的早期認知障礙患者，在 8 年內轉變為癡呆的風險是未使用者的

2倍！不只如此，這些藥物還會降低患者大腦「後扣帶皮質」這個區域的代謝，這個區域與記憶和思考相關。不使用這些藥物的人則沒有這種影響[12]。

研究③：重新用藥會加重認知損害

一項在老年醫學診所進行的初步研究發現，輕、中度阿茲海默症患者如果停用 Statin 類藥物，認知功能會有所改善，而當重新開始使用這些藥物時，則可能會加重認知損害[13]。

藥物副作用⑥腎臟病及併發症

研究①：提高腎臟病風險

一項回顧性隊列研究（cohort study，該研究的特點是針對具有特定生活經歷的人群，通過某一特定疾病的人群、在一定時間內，根據相關性來確定被觀察者的患病風險）分析了德州退伍軍人醫療系統在 2003 年至 2012 年間的數據，追蹤了 43,438 名年齡在 35 至 80 歲之間的患者，持續時間為 8.4 年。研究結果顯示，使用 Statin 類藥物患者在急性腎衰竭、慢性腎衰竭及腎硬化的風險上均顯示出較高的發病率[14]。

故事①：誤用 Statins，健美先生差點變尿毒病患

一名 38 歲男性患者因高膽固醇被要求服用 Statins。2024 年 8 月，他在烈日下運動數小時，雖然補充了足

夠的水分卻無法排尿，並感到肌肉無法控制。送醫檢查發現他因橫紋肌溶解導致急性腎衰竭。實際上，長期服用 Statins 會阻礙 CoQ10 的合成，在劇烈運動後容易產生橫紋肌溶解。橫紋肌溶解可能引起急、慢性腎衰竭。這是一個典型的 Statins 誤用案例，這名男性患者一個星期打 4、5 次拳，打完拳去測膽固醇值一定偏高。醫師不了解病人的生理狀況，僅根據檢查數字開藥，差點讓他從健美者變成尿毒病患者。

故事②：停藥一週後，解決困擾兩年的背痛

一位 56 歲來自桃園的女性患者因長期背痛兩年，轉診至多家醫學中心接受脊椎和腹部的電腦斷層與磁振造影，還做過復健和針灸，但始終找不到病因。隨著止痛藥的長期服用，她的腎功能逐漸衰退至第三期。在我的門診中，她告訴我已經吃了 Statins 兩年多，我建議她停藥，結果一週後背痛就消失了。

藥物副作用⑦骨質疏鬆

Statin 類藥物可能會損害肌肉細胞中的粒線體功能。粒線體在骨骼細胞中也扮演重要角色。當這些細胞的能量代謝受損時，骨骼形成的能力也會受到影響，可能導致骨骼變弱。

一項流行病學研究分析了自 2006 年起澳洲健保資料，發現超過 29 萬名骨鬆症患者中，使用高劑量

Statins 的患者骨質明顯較差。這樣的統計只能得到相關性，為了驗證因果性，研究團隊還進行了小鼠實驗。在 71 隻小鼠中，結果顯示使用 Statins 確實使其骨頭變得更脆弱 [15]。

藥物副作用⑧乳癌

2013 年研究分析了西雅圖地區 55 到 74 歲的女性，總共包含 916 位罹患浸潤性乳管癌（IDC）和 1,068 位罹患浸潤性小葉癌（ILC）的患者，並與 902 名對照組的女性進行比較。結果顯示，長期（10 年以上）使用 Statin 類藥物的女性，IDC 風險增加了 1.83 倍，而 ILC 風險則增加了 1.97 倍 [16]。

藥物副作用⑨肌肉疼痛

Statin 類藥物被認為是粒線體毒素，會干擾粒線體的功能，甚至抑制 CoQ10 的合成。CoQ10 對細胞的能量生產非常重要，尤其是在心臟和肌肉這些高能量需求的地方。如果 CoQ10 減少，能量供應就會不足，可能會導致疲勞和肌肉疼痛等症狀。

研究①：Statins 會使肌肉缺乏足夠的能量來運作

一項研究比較了 Statins 使用者和非使用者的腿部骨骼肌特性，發現 Statins 使用者體內的 CoQ10 和抗氧化酶水準較低，導致肌肉細胞的能量產生能力下降，

尤其是與燃燒能量相關的機制變弱。因此，這些患者更容易感到肌肉疲勞或疼痛[17]。

研究②③：長期服用 Statins 導致肌肉疼痛

2014 年研究追蹤了 50 名心臟科患者，平均服用 Statins 28 個月後，出現疲倦（84%）、肌肉疼痛（64%）、呼吸困難和記憶力下降等副作用。停用 Statins 並補充 CoQ10 後，疲倦比例降至 16%，肌肉疼痛降至 6%，其他症狀如呼吸困難和記憶力下降也有所改善[18]。同時，另一項針對 65 歲以上男性的研究顯示，由於 Statins 引發的副作用如肌肉疼痛和疲勞，服藥者的每週中度活動時間比不服藥者少了約 40 分鐘[19]。

健康多一點

肌肉無力副作用的真相與偏差

大部分患者停用 Statins 後，肌肉無力的症狀會消失，但有些患者的症狀可能持續一年甚至更久。許多研究未報告肌肉副作用的原因是，這些研究大多由藥廠資助，導致在副作用的追蹤上有所偏差。在 44 個前瞻性研究中，僅有 1 個研究收集了與肌肉問題相關的數據。

藥物副作用⑩白內障

2014 年研究分析了超過 207,500 例白內障的患者，以及超過 100 萬名健康對照者的數據。結果發現，使用 Statin 類藥物超過一年的人，其白內障的風險從原本的 1.14 倍增加到 1.42 倍。且無論使用哪個品牌的 Statin 藥物，風險都是相似的 [20]。

江醫師says

服藥後出現如此多的副作用，讓人不禁懷疑這樣的療程是否值得。服藥後尾隨而來如此多的副作用，讓人不禁懷疑吃藥是吃心酸的！

不吃藥，控制好膽固醇可以這樣做

　　站在我的觀點來看，醫界目前對於膽固醇最荒謬的幾件事，無非是大力宣傳膽固醇是壞東西，還有一看到膽固醇數值偏高就急著開藥降膽固醇。我理解大家不喜歡在健檢報告上看到紅字，但其實還有許多不需要吃藥也能有效控制膽固醇的方法，以下就與大家分享一些。

好好運動、健康飲食永遠不會錯

　　一篇發表於《BMJOpen》的研究指出，Statins 每年大約能挽救 750 條生命，但運動和健康飲食每年可預防約 4,600 人死於心臟病，效果是 Statins 的 6 倍！此外，英國和加拿大的另一項研究也表明，運動與合理飲食挽救的生命遠超過 Statins 藥物[1]。

跟低脂飲食說 byebye

　　傳統醫學一直把膽固醇當成心血管疾病的主要元兇，認為吃太多油脂會讓膽固醇飆升，結果導致心臟病的發生。所以，低脂飲食就成了追求健康的金科玉

律。但隨著飲食研究越來越深入，這個低脂飲食的神話似乎也開始搖搖欲墜了！

研究①：低脂飲食沒能降低心血管疾病的風險

一項針對 50 至 79 歲女性的大型研究，共有 48,835 名參與者，追蹤了 8.1 年，結果發現低脂飲食對心血管疾病的風險降低效果似乎非常有限。更有甚者，一部分女性的心血管疾病風險在研究期間竟然上升了[2]！

研究②：高脂低碳水化合物飲食有益健康

來自加拿大麥馬士特大學的「PURE 研究」，分析了來自 18 個國家，超過 13.5 萬名年齡在 35 至 70 歲的成年人，結果顯示高脂肪飲食與較低的總死亡率和中風風險有關，同時低碳水化合物攝取對健康也可能有潛在的益處[3]。

研究③：多吃飽和脂肪也不會增加心臟病風險

一項參與人數高達 45,820 人，追蹤長達 11.6 年的大型研究發現，飲食中攝取的飽和脂肪酸和多元不飽和脂肪酸的比例，與心臟病死亡的風險實際上沒有太大關係[4]。

雞蛋好處多，放心吃！

膽固醇與蛋的愛恨情仇戲碼上演了好久。每當有患

者在診間我：「到底可不可以吃蛋？」。我總說：「吃吧！蛋真的沒有那麼可怕。」以下的研究都告訴我們答案了。

研究①：蛋不會增加心血管疾病風險

根據北京大學醫學部公共衛生學院的研究，追蹤了41萬6213名健康民眾，結果顯示食物中的膽固醇不會增加心血管疾病風險。參與者中有超過13%每天吃雞蛋，經過近9年的追蹤，發現每天吃1顆蛋的受試者，出血性中風風險降低26%，中風死亡風險降低28%，缺血性心臟病風險降低12%[5]。

研究②：雞蛋對動脈健康有益

阿拉巴馬大學伯明翰分校的研究人員發現，儘管有健康警告提到雞蛋會提高膽固醇，但實際上，雞蛋對動脈健康是有益的！每天吃3顆雞蛋可以改善膽固醇狀況，還能降低心血管疾病的風險。特別是對老年人來說，低碳水化合物、高脂肪的飲食格外健康[6]。

研究③：心血管疾病高危險族群，也能放心吃蛋

澳洲的一項研究顯示，雞蛋並不會增加心血管疾病的風險，即使是風險較高的糖尿病患也是如此！一般認為，糖尿病患者的心血管疾病風險相當於曾經心肌梗塞一次的普通人。這項研究監測了128名有糖尿病早期症狀的人，結果發現每週吃12顆雞蛋的參與者和

每週少吃 2 顆的參與者，3 個月後的體重減輕和心血管健康指標相似。首席研究員表示：「人們不需要再忍住吃雞蛋了！它們其實是健康飲食的一部分。」[7]。

另一項東芬蘭大學的研究追蹤了 1,000 名年齡在 42 到 60 歲之間的芬蘭男性，這些人中 32% 攜帶 APOE ε4 基因，這會降低排除 LDL 膽固醇的能力，增加心血管疾病的風險。在 21 年的追蹤中，研究發現即使是在特高風險群中，肉和蛋中的膽固醇並不會提高這些人的膽固醇值或心肌梗塞風險[8]。

穩定攝取魚油，抗發炎

魚油中的 Omega-3 脂肪酸具抗發炎特性，能改善血管功能並降低血栓風險。根據研究顯示，紅血球中的魚油能大幅降低心血管疾病的風險，研究顯示，Omega-3 指數越高（>8%），心臟健康風險越低，Omega-3 指數較低（<4%）的人群，其急性冠狀動脈疾病風險則較高[9]。為了穩定紅血球中 Omega-3 脂肪酸的濃度，建議穩定攝取魚油。

喝逆滲透水，不用擔心喝進塑膠微粒

早在 2018 年，環保署（2023 年升格更名為環境部）就曾公布調查結果，顯示近一半的自來水含有塑膠微粒，這些微粒可能引發體內發炎，導致膽固醇上升。不過，喝水問題不用太過擔心，家裡裝個逆滲透濾水

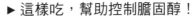

▶ 這樣吃，幫助控制膽固醇！

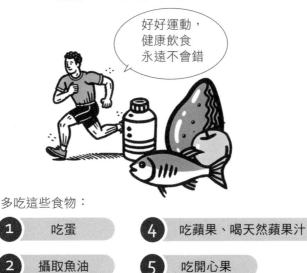

好好運動，
健康飲食
永遠不會錯

多吃這些食物：

1 吃蛋

2 攝取魚油

3 喝好水

4 吃蘋果、喝天然蘋果汁

5 吃開心果

6 吃酪梨

器就能輕鬆解決。逆滲透的過濾孔徑小於 0.0001 微米，而塑膠微粒約 0.5 微米，根本無法通過。所以有逆滲透系統的家庭，可以安心喝水，不用擔心塑膠微粒。

吃蘋果、喝天然蘋果汁

牛津大學的研究發現，對於 50 歲以上的人來說，每天吃一顆蘋果就像是一門必修課。他們用數學模型模擬，假如 70% 的 50 歲以上人每天都吃蘋果，英國每

年可以減少約 8,500 人死於心臟病。雖然 Statin 類藥物能挽救 9,400 條生命，但吃蘋果是更天然的方式。[10]。喝蘋果汁也可以，但請記得要喝天然蘋果汁，不過純透明蘋果汁沒有效果。

健康多一點

魷魚不會影響膽固醇

過去儀器無法區分膽固醇與其他固醇，讓魷魚背負了「高膽固醇」的誤會。其實魷魚中的固醇多數不會影響血中膽固醇。2011 年中國海洋大學的研究發現，食用魷魚不但不會升高膽固醇，還能幫助降低三酸甘油脂。

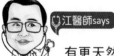

江醫師says

有更天然的選擇，何必執著於藥物 ?!

這樣吃，擊敗大魔王 sdLDL

sdLDL（小顆粒低密度脂蛋白）跟心血管疾病的風險關係緊密，因為它能輕易穿透血管內皮，進入動脈壁，如此就會促進動脈粥樣硬化斑塊的形成。而且，sdLDL 還特別容易氧化，這樣一來就可能引發炎症反應，加重動脈的損傷。

一般的常規血液檢查不會直接測量 sdLDL，通常需要做專門的血液檢查來了解。不過，不管你有沒有做額外的檢測，我們都可以透過飲食來幫助減少 sdLDL，讓心臟更健康！

燕麥，降 sdLDL 的好幫手

根據《美國臨床營養學雜誌》的研究，每天吃 3 克燕麥 β- 葡聚醣 6 週，可以明顯降低 sdLDL。再來看看《美國醫學協會雜誌》，這裡的研究發現，連續 8 週吃高纖燕麥早餐的人，他們的 sdLDL 比吃低纖燕麥的人要低得多。還有國際性期刊《營養學雜誌》的一項研究指出，高膽固醇患者每天吃 3 克燕麥 β- 葡聚糖 12 週後，sdLDL 也顯著降低。

開心果，降 sdLDL 小尖兵

一項研究發現，增加開心果的攝入量，特別是每天吃到兩份（開心果的熱量大約每日能量攝入的20%），對降低 sdLDL 有顯著效果。研究顯示，雖然每日一份開心果的 sdLDL 平均值有下降，但變化並不明顯。而每天攝取兩份開心果時，sdLDL 的平均值則明顯下降[1]。因此，將開心果納入飲食中，對於心血管疾病風險較高的人來說，無疑是個有益的選擇！

酪梨，降 sdLDL 的祕密武器

一項研究旨在了解酪梨對超重或肥胖成人心臟健康的影響。研究中招募了 45 位參與者，他們的 LDL-C 數值均在特定範圍內。參與者被隨機分成三組，每組在持續 5 週的時間內試吃不同的飲食組合，並確保各組的飽和脂肪酸含量相似。結果顯示，每天 1 顆新鮮酪梨的飲食組 LDL-C 的數值降幅最大，且 sdLDL 也明顯下降[2]。所以想要心血管健康，你得試試酪梨。

> **江醫師says**
> 我在診間都建議心血管疾病高風險族群的患者，準備半碗燕麥、半顆酪梨和 20 顆開心果，每天專注於一種食材，三天一循環，結束後反覆持續。

讓心血管更健康的做法還有這些

除了燕麥、酪梨和開心果可以降 sdLDL 之外，你還可以多吃一些大豆以及富含黏性纖維的食物，如豆類和海藻等，或者試試地中海飲食。此外，遠離精製糖、控制碳水化合物的攝取、做好體重管理、避免反式脂肪，這些都是減少 sdLDL，讓心血管健康的小祕訣。

這樣吃，擊敗大魔王 oxLDL

當 LDL-C 在體內被氧化後就會產生 oxLDL（氧化低密度脂蛋白），它可不是個好東西。oxLDL 會促進動脈硬化，增加心臟病跟中風的風險。好消息是我們可以透過飲食來幫助降低 oxLDL，一起來看看這些食物！

烏龍茶，降 oxLDL 的清新力量

日本學者 Tomonori Nagao 等人主導的一項研究比較了兩種烏龍茶的效果，其中一款的茶多酚含量高（690 毫克），另一款較低（22 毫克）。對 38 位正常或超重者進行測量後發現，雖然高茶多酚組在血脂、血糖、BMI、體重和肌肉量上沒有變化，但腰圍、皮下厚度、內臟脂肪和總脂肪面積都有所減少。

值得注意的是，這些脂肪指標的減少與高兒茶素茶消耗後 MDA-LDL（oxLDL 的一種特殊氧化型態）的下降正相關[1]；這與日本學者 Shigenobu Inami 等人的研究結果一致，他們發現每天服用 500 毫克兒茶素 4 週後，受試者的 oxLDL 和 oxLDL/LDL-C 比率（用來

衡量 LDL 危險程度的一個指標）顯著下降。

然而，由於該研究缺乏安慰劑對照組，且為開放式設計，所以不排除參與者的期望或偏見可能影響他們的反應或報告[2]。

可可，降 oxLDL 的輔助方法

2014 年一項研究招募了 50 位 BMI 超過 25 的中老年人，這意味著他們可能屬於過重或肥胖的範疇。研究者希望了解，如果每天在低卡路里的飲食中加入 1.4 克可可萃取物，是否能帶來額外的好處。

結果顯示，低卡路里飲食確實改善了體格測量、血壓和血脂，但可可的添加對這些指標並沒有額外的影響。不過，研究發現，男性在飲食中加入可可萃取物後，oxLDL 顯著降低，顯示可可對男性的效果更佳[3]。

越橘，降 oxLDL 的天然助力

一項研究招募了 52 名代謝症候群患者，其中 26 名男性和 26 名女性，進行為期 12 週的雙盲交叉試驗。研究結果顯示，nectar of Columbian Agraz（越橘加糖的果漿）對整體血壓、血脂和抗氧化指標（包括 oxLDL）並未產生相當顯著的影響。

然而，值得注意的是，男性在攝取 Agraz 後，oxLDL 顯著下降，且抗氧化能力有所提升。相比之下，

女性則顯示出胰島素抗性顯著降低、多酚濃度上升，並且 hs-CRP（一種用來評估身體炎症反應的指標）的減少幅度較大。

這項研究可能解釋了男性有時候比女性更容易受到氧化壓力的影響，並且在利用多酚等抗氧化劑對抗這種壓力方面，男性的表現可能不如女性[4]。

葡萄籽萃取物，降低心血管風險的聰明選擇

讓我們來看看一項關於多酚萃取物與 oxLDL 之間關係的最長期研究！ Tomé-Carneiro 等人進行了一項為期 6 個月的三盲隨機試驗，招募了 75 名參與者，專注於富含白藜蘆醇（RSV）的葡萄籽萃取物對糖尿病或高膽固醇患者的影響。

結果顯示，這種萃取物不僅降低了 LDL-C 和 ApoB（LDL 的主要結構蛋白，含量越多代表血中 LDL 越多），還在 6 個月後顯著減少了 oxLDL。此外，oxLDL 與 ApoB 和 LDL-C 呈正相關，意即當 ApoB 和 LDL-C 升高時，oxLDL 也會上升。相比之下，沒有白藜蘆醇的葡萄籽萃取物對 LDL 膽固醇的影響就輕微多了[5]。因此，想要降低 oxLDL，選擇富含白藜蘆醇的葡萄籽萃取物會是更好的選擇！

▶ 這樣吃，幫助擊敗大魔王 sdLDL ／ oxLDL

主動擊退 sdLDL	主動擊退 oxLDL
燕麥 開心果 酪梨	烏龍茶、可可、 越橘、攝取 Omega 3、 水溶性纖維的水果蔬菜、 全穀物、藍莓、 巴西豆、葡萄、 葡萄酒、維生素 E、 葉黃素
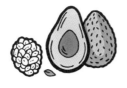	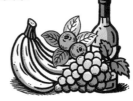
＊建議心血管疾病高風險族群的患者，準備半碗燕麥、半顆酪梨和 20 顆開心果，每天專注於一種食材，三天一循環，結束後反覆持續。	＊戒菸、減少 Omega-6、拒吃反式脂肪、控制體重血糖、遠離輻射

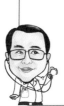

江醫師says

降低 oxLDL 還可以多攝取 Omega 3、富含可溶性纖維的水果蔬菜和全穀物、藍莓、巴西豆、葡萄及葡萄酒、維生素 E 及葉黃素；此外，要戒菸、減少 Omega-6 及反式脂肪的攝取、控制體重血糖並遠離輻射。

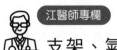

支架、氣球擴張術救不了你

對於心血管阻塞嚴重的患者來說，在目前的醫療環境中，支架和氣球擴張術被視為重要的治療選擇。醫界認為這些介入性治療能有效恢復血流、緩解症狀，並降低心血管疾病的風險。不過事實為何呢？一起來看看。

支架和氣球擴張術真的是最後救贖嗎？

我們常以為，當醫生不在醫療現場，無法進行各項緊急手術時，留守的醫療團隊可能會手忙腳亂，導致結果不理想。但事實卻剛好相反。

研究①②：心臟科醫生不在醫院，死亡率反而下降

一項研究分析發現，高風險的心臟病患者（如心臟衰竭或心臟驟停），在醫生缺席時，30 天的死亡率反而較低；即使心肌梗塞患者較少接受支架和氣球擴張術等介入治療，死亡率也沒有上升[1]。

這樣的有趣現象也發生在以色列醫生罷工時，雖然數十萬次門診預約和成千上萬的選擇性手術被取消或推遲，但各地的葬儀社紛紛表示，這段期間舉行的葬禮數

量大幅減少。這表明對於高風險患者來說，過度的介入治療可能不是件好事。高風險干預措施並不一定總是能改善結果，反而可能會增加嚴重併發症的風險 [2]。

研究③④⑤⑥：氣球擴張 + 支架只是更糟糕

1993 年研究想知道介入性手術治療和保守藥物治療，對於心絞痛患者效果為何。研究顯示，雖然介入性手術能改善心絞痛症狀，但可能導致心肌梗塞和死亡風險。在這項研究中，接受手術的患者中有 6.3% 發生了死亡或非致命性心肌梗塞，而接受保守治療的患者則為 3.3%[3]。

此外，全球首個前瞻性對照大型支架介入研究，想要了解積極採用輕度方法減輕冠狀動脈狹窄是否可以幫助病人。這項試驗在美國和加拿大的 50 個中心進行，針對 2,287 名具心肌缺血及重大冠狀動脈疾病的患者進行研究，將患者分為兩組：在 1999 年至 2004 年間，一組接受藥物治療加上心導管介入（94% 支架，41% 兩個以上支架，6% 單純氣球擴張），另一組僅接受藥物治療。

結果顯示，兩組在 2.5 至 7 年的追蹤期間內，死亡、心肌梗塞發生率非常接近（19.0%vs.18.5%），顯示手術並未顯著降低心血管疾病的風險。此外，兩組在死亡、心肌梗塞及中風的綜合發生率上也無顯著差異。這個研

究發表在權威的《新英格蘭醫學雜誌》[4]。

發現支架無法有效幫助病人後，心臟科醫師們開始思考改進支架塗藥材質是否能有所改善。為了探討這個問題，美國國家衛生研究院出資以避免廠商造成的偏誤，並將實驗規模擴大一倍。

這項由紐約大學格羅斯曼醫學院副院長哈奇曼領導的研究，針對 37 個國家 5,179 名中度至重度冠心病患者進行隨機分組，兩組皆接受降三高、調整飲食及戒菸等基礎治療，其中一組接受積極介入治療（支架或繞道手術）。

4 年追蹤結果顯示，積極介入組有 7% 的患者出現重大心血管疾病，而接受保守治療的患者僅有 5% 的重大傷亡率，顯示保守治療的效果甚至優於積極介入治療[5]。這個研究同樣發表在權威的新英格蘭醫學雜誌。

儘管支架沒辦法拯救病人的生命，但許多病人在接受支架治療後卻表示感覺到疼痛減輕。因此，有了 ORBITA 這個研究。ORBITA 是一項雙盲、多中心的隨機試驗，在英國五個中心進行，招募了 230 名有嚴重單血管狹窄且心絞痛的患者。患者入組後接受了 6 週的藥物優化治療，隨後被隨機分配至 PCI（氣球擴張術、支架植入等）組或安慰劑手術組。

結果顯示，兩組在運動時間增量上的差異不顯著，表

▶ 認識心臟支架的侷限性

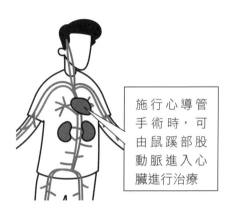

施行心導管手術時，可由鼠蹊部股動脈進入心臟進行治療

❶ 急性心肌梗塞患者的血管幾乎都有斑塊存在。

❷ 血管最狹窄的點並不一定是最終會崩塌造成血管阻塞的那一個點。

❸ 治療血管狹窄區域，但這些區域發生心肌梗塞的機率只有14%。

血管支架放置示意圖

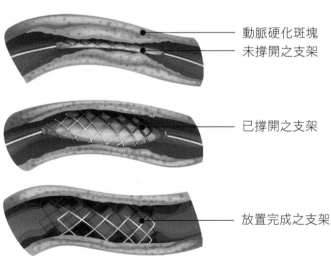

動脈硬化斑塊
未撐開之支架

已撐開之支架

放置完成之支架

明手術對改善心絞痛並無顯著效果。研究結論指出，對於已接受藥物治療的嚴重冠狀動脈狹窄患者，手術效果可能被高估，藥物治療或已足夠[6]。

綜合這些研究可以得出結論：支架既不能延長生命，也無法有效減低疼痛，所謂疼痛減輕也僅是安慰劑效應。這正是前瞻性隨機研究的價值所在。

為什麼心臟支架不能幫助病人

當我們懷疑自己屬於心血管疾病高風險族群時，通常會進行血管攝影來確認血管狀況。然而，這個檢查由醫生或技術人員操作，難免會有一些人為因素影響。比如，攝影角度不好，可能會漏掉某些有斑塊的地方。而且事實上，大多數有問題的病灶在血管攝影中根本看不到，因為動脈粥樣硬化是廣泛且連續的，所謂「一條、兩條、三條血管狹窄」的說法其實是不正確的。

根據急性心肌梗塞的病理解剖研究，所有冠狀動脈血管都有斑塊存在，並沒有任何一段血管是完全沒有動脈粥樣硬化的。研究顯示，4 條主要冠狀動脈的各個 5 毫米節段中，有 34% 區域的血管狹窄程度達到 76% 到 100%（屬重度狹窄程度），38% 區域的血管狹窄程度在 51% 到 75% 之間（屬中度狹窄程度），而 23% 區域的血管狹窄程度在 26% 到 50% 間（屬輕度狹窄程度）。這說明所有的血管都有不同程度的狹窄，所以單純在某

一小段狹窄的地方植入支架並撐開，實際意義不大。

再者，最狹窄的點並不一定是最終會崩塌造成血管阻塞的那一個點。就像一座橋梁，最薄弱的部分不見得在交通量最大的地方，而是在長期未進行維修的隱蔽角落。對於血管來說，我們往往將焦點放在狹窄處，而忽略了湍流血流在狹窄後方打轉的區域，那可能才是最危險的部位。

此外，2019 年《美國心臟病學會雜誌》的一項研究發現，68% 的心肌梗塞發生在冠狀動脈狹窄低於 70% 的區域，而臨床上我們常治療的是 70% 以上的狹窄區域，但這些區域發生心肌梗塞的機率只有 14%。因此，支架在預防心肌梗塞方面的效果有限，支架治療的效用也可能被高估了 [7]。

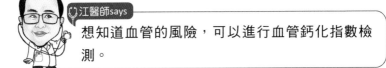

江醫師says

想知道血管的風險，可以進行血管鈣化指數檢測。

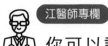

你可以試試體外反搏治療

　　如果心臟支架、氣球擴張術沒辦法解救冠狀動脈阻塞或狹窄的人，那該怎麼做比較好呢？我認為最根本的是控制風險因子。只要能遠離本書「3-7 如果不是膽固醇，那是什麼造成血管問題？」所提到的幾個血管阻塞原因，就能有效降低風險。此外，也可以試試體外反搏治療（EECP）。

改善全身心血管的健康程度

　　體外反搏治療是一種非侵入性療法，治療時在下肢及臀腹部綁上氣囊套，於心臟舒張期施加壓力，將血液從下肢推回心臟。研究顯示，該療法能改善全身血管問題、降低血管硬度，並促進血管新生，血管生成因子可增加15 至 26%[1]。

　　此外，內皮幹細胞數量可增至 3 倍，這些細胞對心臟健康至關重要，能釋放多種生長因子，幫助血管修復與生成[2]。研究也發現，反搏後血管數量顯著增加，減少阻塞風險，緩解心絞痛，且對支架無效的患者亦可能有效[3]。

▶ 體外反搏治療

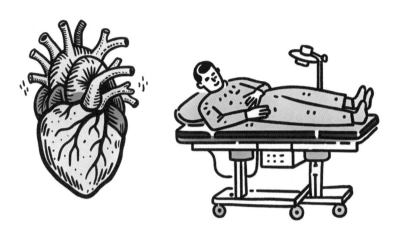

體外反搏治療是一種非侵入性療法，治療時在下肢及及臀腹部綁上氣囊套，於心臟舒張期施加壓力，將血液從下肢推回心臟。

為血管提供舒緩療程，避免手術風險

　　體外反搏治療自 1990 年代以來獲得美國 FDA 的認可，並逐漸在臨床上被廣泛應用。前總統比爾‧柯林頓在 2014 年也曾在紐約接受這種療法來緩解心絞痛，而在此之前，他已經接受了四重冠狀動脈繞道手術和支架植入。

　　對於血管狹窄的患者，我通常不主動建議用藥或手術，因為這只是治標不治本。我會建議他們進行風險因子控

制和飲食管理，效果通常都不錯，還會推薦他們試試體外反搏治療。接下來，我想和大家分享二則有效的案例！

案例①：治療後終於擺脫手術和舌下含片

一位居住在貢寮的 63 歲男性，有糖尿病和高血壓的病史。自 1996 年以來，他經歷了 8 次心臟手術和介入治療，但在 2003 年最後一次氣球擴張術後的兩個月，他又出現胸痛，每週需使用 30 至 50 顆舌下含片來緩解症狀。考量其狀況後，我建議他接受一星期的加強型體外反搏治療。結果症狀顯著改善，無需再用含片，並在 40 個月的追蹤中顯示他無任何症狀，甚至能輕鬆爬樓梯。

案例②：治療後慢跑上指南宮也不怕胸痛來襲

一名 60 歲男性患者，病史包括心肌梗塞、充血性心臟衰竭和尿毒症。過去 3 年，接受了 7 次氣球擴張術。另外還有 6 支支架植入，因而自稱「賽登輝」（李前總統當時總共接受過 6 隻心臟支架的植入手術）。

江醫師says

不用開刀就有治療效果，何必死守氣球擴張術和支架 ?!

多次手術的經驗讓他拒絕再次手術，心功能分級（FC）為 III，日常活動中經常感到不適，胸痛時常困擾著他。我建議他進行加強型體外反搏治療，一段時間後他能夠輕鬆慢跑上指南宮。至今治療後已經 42 個月，胸痛不再登門拜訪！

參考文獻

```
Part 1
高血壓不用減鹽！
```

1-2 血壓高低和吃鹽根本沒關係？
1. Lancet. 2016 May 20
2. Mente A, et al. NEJM 2014
3. BMJ 1988

1-3 鹽並沒有這麼十惡不赦！
1. European Heart Journal, Volume 42, Issue 21, 1 June 2021, Pages 2103–2112

1-4 少吃鹽降血壓？小心死亡率升高？
1. Brunner 1972, New Engl J Med
2. Am J Hypertension (2012); 25 1, 1-15 Graudal N
3. Graudal N, et al. Am J Hypertens 2012; 25:1-15
4. BMJ 2007 April 28; 334(7599): 885
5. Nature Medicine 13 April 2023
6. Moore L, et al, presented at "Experimental Biology 2017" meeting in Chicago, IL, April 25, 2017
7. Metabolism 2011 july; 60(7): 965-968 Garg R
8. Journal of Metabolic Health VOL 6, NO 1 (2023)

9.J Gen Intern Med 23(9):1297-302 2008

10.JAMA. 2011; 305:1777-85

11.2014, New Engl J Med

12.The Lancet Vol 351, 9105, 14 March 1998, 781-78

13.The American Journal of Medicine Volume 119, Issue 3, March 2006, Pages 267-275

14.J Gen Intern Med 23(9):1297-302 200

15.2014, New Engl J Med

16.Graudal N, et al, 2016. Am J Hypertens 29;543-548

17.Mitka M. JAMA 2013;309:2535-2536

1-5 低鹽飲食更傷腎？

1.J Am Soc Nephrol. 2016 Apr; 27(4): 1202–1212

2.Diabetes Care. 2011 Apr; 34(4): 861–866

1-7 讓身體告訴你適合吃多少鹽

1.Smyth A et al. Curr Hypertens Rep 17, 47 (2015)

1-8 高血壓的人也不要刻意減鹽

1.Hypertension.1995; 25: 1144-1152 Alderman et al

2.Lancet. 2016 May 20

1-9 高風險族群正常吃鹽更能降低死亡率？

1.O'Donnell, Yusuf, Mente, et al: JAMA; 2011

2.Taylor RS, et al. Am J Hypertension Aug 2011 Vol 24 #8, 843-53

3.Ekinci et al: Diabetes Care; 2011

4.JAMA. 2016 May 24-31; 315(20): 2200–2210

5.Mills KT, 2016, JAMA

Part 2
糖尿病別怕吃水果！

2-1 吃太多水果傷身，小心糖尿病？

1. Metabolism. 2011; 60:1551–1559
2. Current Developments in Nutrition Volume 5, Supplement 2, June 2021, Page 1017
3. J Alzheimers Dis. 2023;96(4):1353-1382.
4. Front Nutr. 2022; 9: 1082976.
5. Clinical Nutrition ESPEN Volume 51, October 2022, Pages 336-344.
6. Front. Nutr., 21 June 2024
7. Metabolism. 2001 Apr; 50(4):494-503.
8. Br J Nutr. 2021 Oct 14; 126(7):1065-1075.

2-2 果糖是血糖上升的兇手？少吃為妙？

1. Br J Nutr . 2012 Aug 14; 108(3): 418-423.
2. Glucose Intake and Utilization in Pre-Diabetes and Diabetes Implications for Cardiovascular Disease Part I, 2015, Pages 215-223.
3. Nutr. Metab. Insights 2014, 7, 77–84.
4. Endocrino. Diabetes Clin. Med. Res. 2017, 1, 103
5. Nutr. Metab. Cardiovasc. Dis. 2022, 32, 494–503.
6. J. Med. Food 2022, 25, 381–388.
7. Appl. Physiol. Nutr. Metab. 2022, 47, 565–574.
8. Am J Clin Nutr . 2017 Mar; 105(3):736-745.

2-3 吃水果能降低糖尿病的併發症發生率？

1. Glucose Intake and Utilization in Pre-Diabetes and Diabetes Implications for Cardiovascular Disease. Part I,

2015, Pages 215-223.

2.PLOS Medicine. April 11, 2017

2-4 水果能幫助胰島素阻抗

1.Nutrients 2019, 11(9), 2171

2.Critical Reviews in Food Science and Nutrition Volume 62, 2022 - Issue 12

3.Nutrition, Metabolism and Cardiovascular Diseases, 2022 Vol. 32, Iss: 2, pp 494-503.

4.Food Funct. 2022 Nov 28;13(23):11945-11953.

5.Front Microbiol. 2023; 14: 1199383.

2-5 無論血糖高低都不用刻意少吃水果

1.Journal of Clinical Biochemistry and Nutrition, 2011, 49(3), Pages 195-199.

2.Nutrition Journal volume 12, Article number: 29 (2013)

3.Nutr J. 2013; 12:29

4.Am J Med. 2006 Sep; 119(9):751-9.

5.J Alzheimers Dis . 2023;96(4):1353-1382.

6.Kuppast t al., 2009

7.Rajkapoor et al., 2003

2-6 水果不同種類不同吃法，有些飯前吃更好

1.J Clin Diagn Res. 2016 Sep; 10(9): BC04–BC07.

2.Nutrients 2019, 11(7), 1512

3.Rom J Diabetes Nutr Metab Dis 2020; volume 27, issue 3, pages 209-213.

4.Rom J Diabetes Nutr Metab Dis 2020; volume 27, issue 3, pages 209-213.

5.Int. J. Environ. Res. Public Health 2019, 16, 4464

6.BMJ . 2013 Aug 28:347:f5001

7.Comprehensive Reviews in Food Science and Food Safety 18 June 2020

2-7 罐頭水果額外添加糖，反而傷身
1.Atherosclerosis. 2015 Aug; 241(2):657-63.
2.PLoS One. 2015 Feb 25;10(2):e0117796.
3.Food Chem Toxicol. 2001 Jul;39(7):751-5.

【江醫師專欄】
水果就能對抗癌症，不用花大錢
1.Michael Greger M.D. FACLM · May 10, 2013 · Volume 13
2.Appl Physiol Nutr Metab . 2011 Dec;36(6):976-84.
3.March 2012. Food & Function 3(5):556-64.
4.J Food Sci . 2012 Aug;77(8):H176-83.
5.Cancer Prev Res (Phila). 2012 Jan; 5(1): 41–50.
6.Cancer Res. 2008 68(12):4945 – 4957.

【江醫師專欄】
蜂蜜是一種健康的糖選擇
1.Abdulrhman M; Acta Diabetologica. 48(2):89-94, 2011 Jun.
2.May 2010. International Journal of Molecular Sciences 11(5):2056-66.
3.OO Erejuwa, IJARNP, 2011
4.Omotayo O. Erejuwa, Molecules 2012, 17(1), 248-266.
5.Nutrients. 2018 Aug 2; 10(8):1009.

Part 3

膽固醇真面目竟是⋯⋯

3-2 壞膽固醇真的壞嗎？

1.J. Clin. Invest.1996
2.Microbiol Immunol 2010; 54: 246-253

3-3 膽固醇高，肯定害你？

1.Circulation 1992; 86:1046–60.
2.Epidemiol Infect 1998; 121:335–47.
3.Int J Epidemiol 1997; 26:1191–202.
4.Infect Control Hosp Epidemiol 1997 Jan;18(1):9-18.
5.BMJ Open 2016
6.BMJ Open 2024;14(3):e077949
7.Journal of the American Heart Association, Volume 11, Number 15(29 July2022)
8.28 Dec 2017-BMC Geriatrics (BioMed Central)-Vol. 17, Iss: 1, pp 294-294 P23

3-4 膽固醇高，真的不該怕嗎？

1.Int J Environ Res Public Health. 2020 May 27;17(11):3802.
2.N Engl J Med 2024; 390:900-910
3.Environ Pollut. 2018 Mar;234:115-126
4.Circulation, 105(4), 411-414.

3-5 真正的超級壞膽固醇

1.Front Cardiovasc Med. 2021 Apr 16:8:619386.
2.Biomedicines 2022, 10(4), 829..

3.J Atheroscler Thromb. 2020 Jul 1:27(7):669-682

4.J Atheroscler Thromb. 2020

5.Can J Cardiol. 2017 Dec;33(12):1624-1632.

6.Front. Cardiovasc. Med., 16 January 2023

7.Front Cardiovasc Med. 2021 Apr 16:8:619386.

8.Journal of the American Heart Association, vol. 9, no. 23, 2020.

3-6 膽固醇是造成動脈粥樣硬化的真兇？

1.JAMA Cardiol. 2021;6(4):437-447.

2.Metabolism, Volume 153, Supplement 155854June 2024.

3.Supplements and Featured Publications-Tabloid - Future Goals, Targets, and Treatments of Dyslipidemia, 10:1, 2004.

4.J Am Coll Cardiol. 2000 Apr;35(5):1185-91.

5.Metabolism. 2002 Dec;51(12):1519-21.

6.Nutr Metab Cardiovasc Dis. 2006 Jan;16(1):13-21.

7.J Lipid Res. 2010 Aug;51(8):2384–2393.

3-7 如果不是膽固醇，那是什麼造成血管問題？

1.J Am Heart Assoc, 2017;6:e005333

2.JAMA Cardiol. 2021 Apr 1;6(4):437-447

Part 4
不怕高膽固醇，只怕吃錯藥與食物！

4-1 我的高膽固醇，真的不用吃藥控制嗎？

1.Nutr Metab (Lond). 2024; 21: 6.

2.J Gen Intern Med,2015;30:1599-610

3.J Pharm Bioallied Sci. 2016 Jan-Mar; 8(1): 23-28.

4.PLoS ONE 13(6): e0198263

5.Arch Intern Med. 2012;172(15):1180–1182.

6.Reprod Toxicol . 2014 Jun:45:52-8.

7.IBJUInt. braz j urol 50 (2). Mar-Apr 2024

8.Drug Saf . 2009;32(7):591-7.

9.JAMA Intern Med. 2021 Feb; 181(2): 1–8.

10.Atherosclerosis. 2022;356:46-49.

11.Arch Intern Med. 2010 Jun 28;170(12):1024-31.

12.JAMA Intern Med. 2022;182(5):474–481.

13.BMJ Open. 2015 Sep 24;5(9):e007118.

14.Journal of Cardiovascular Pharmacology 81(1):p 35-44, January 2023.

15.BMJ Open. 2016 Jun 12;6(6):e010401.

16.J Am Heart Assoc. 2014 Dec 2;3(6):e001236.

17.Expert Review of Clinical Pharmacology, 8:2, 189-199

18.International Journal of Cardiology 147(2011) 438-443

19.PCSK9 inhibitor in CV outcomes study

20.J Am Coll Cardiol. 2018 Dec 25; 72(25): 3233–3242.

21.Circulation. 2023 Apr 4;147(14):1053-1063.

22.Circulation. 2023 Apr 4;147(14):1053-1063.

23.J Am Heart Assoc. 2014 Dec 2;3(6):e001236.

24.BMJ Evidence-Based Medicine 5 July, 2020.

25.Circulation. 2001 Dec 18;104(25):3046-51.

26.Albrink MJ and Man EB. Journal of Clinical Investigation 103(1), 1959.

27.Biomedicines. 2022 Apr 1;10(4):829.

28.Arteriosclerosis, Thrombosis, and Vascular Biology. May 2014

29.Circulation. 1990 Aug;82(2):495-506.

4-4 降血脂／降膽固醇藥物副作用不是心魔，是真的！

1.Stroke. 2021 Oct;52(10):3142-3150.
2.Drug Saf. 2018 Apr;41(4):403-413.
3.JACC. 2016 Nov, 68 (19) 2123–2125.
4.J Am Coll Cardiol. 2015 Apr 7;65(13):1273-1282.
5.Cardiovasc Imaging. 2019 Sep;12(9):1797-1804.
6.Diabetes Care 2012;35(11):2390–2392.
7.Diabetes Care. 2013 Jul; 36(7): e100–e101.
8.Circ J. 2002 Dec;66(12):1087-95.
9.J Gen Intern Med,2015;30:1599-610.
10.Arch Intern Med. 2012 Jan 23;172(2):144-52.
11.J Pharmacovigilance 2014, 2:4.
12.Journal of Nuclear Medicine May 2021, 62 (supplement 1) 102.
13.Am J Geriatr Pharmacother. 2012 Oct;10(5):296-302.
14.Am J Cardiol. 2016 Feb 15;117(4):647-655.
15.Biomed Pharmacother. 2023 Feb:158:114089.
16.Cancer Epidemiol Biomarkers Prev. 2013 Sep;22(9):1529-37.
17.Expert Rev. Clin. Pharmacol. 8(2), 189–199 (2015)
18.Biofactors. 2005;25(1-4):147-52.
19.JAMA Intern Med. 2014 Aug;174(8):1263-70.
20.Can J Cardiol. 2014 Dec;30(12):1613-9.

4-5 不吃藥，控制好膽固醇可以這樣做

1.BMJ Open2015:5:e006070
2.JAMA. 2006 Feb 8;295(6):655-66.
3.Lancet. 2017 Nov 4;390(10107):2050-2062.
4.Scientific Reports, 2023 13, Article number: 1614
5.JAMA. 2018 May
6.Nutr Metab (Lond). 2020 Aug 12:17:64
7.Am J Clin Nutr. 2018; 107:921-31.

8.Am J Clin Nutr. 2016 Mar;103(3):895-901.

9.Atherosclerosis. 2008 Mar;197(1):12-24

10.BMJ 2013;347:f7267

4-6 這樣吃，擊敗大魔王 sdLDL

1.British Journal of Nutrition (2014), 112, 744–752.

2.J Am Heart Assoc. 2015 Jan; 4(1): e001355.

4-7 這樣吃，擊敗大魔王 oxLDL

1.Am J Clin Nutr. 2005 Jan;81(1):122-9

2.Int Heart J. 2007 Nov;48(6):725-32.

3.Nutr Metab Cardiovasc Dis. 2014 Apr;24(4):416-22.

4.BioResearch Open Access 9(1), 247-254.

5.Mol Nutr Food Res. 2012 May;56(5):810-21.

【江醫師專欄】

支架、氣球擴張術救不了你

1.JAMA Intern Med. 2015;175(2):237-44.

2.BMJ. 2000;320(7249):1561.

3.Lancet. 1997;350(9076):461-8.

4.N Engl J Med 2007;356:1503-1516.

5.N Engl J Med 2020;382:1395-140.

6.Lancet. 2018 Jan 6;391(10115):30.

7.JACC. 2019 Mar 5;73(8):964-976.

你可以試試體外反搏治療

1.Zhang et al, Circulation July, 2007

2.Cardiology 2008;110:160-166

3.Jacobey JA, Taylor WJ, et al. Am J Cardiol 1963;11(2):218-27

生病一定要吃藥嗎？②
高膽固醇、血壓、血糖，九成以上不必吃藥
高血壓不用減鹽、糖尿病別怕吃水果、膽固醇真面目竟是……

作　　　者：江守山
特約編輯：呂芝萍、呂芝怡、黃信瑜
封面設計暨插畫：盧穎作
美術設計：蔡靜玫

社　　　長：洪美華
總　編　輯：莊佩璇
主　　　編：何喬
出　　　版：幸福綠光股份有限公司
地　　　址：台北市杭州南路一段 63 號 9 樓
電　　　話：(02)23925338
傳　　　真：(02)23925380
網　　　址：www.thirdnature.com.tw
E-mail：reader@thirdnature.com.tw
印　　　製：中原造像股份有限公司
初　　　版：2025 年 1 月
郵撥帳號：50130123 幸福綠光股份有限公司
定　　　價：新台幣 350 元（平裝）
本書如有缺頁、破損、倒裝，請寄回更換。
ISBN 978-626-7254-63-9

總經銷：聯合發行股份有限公司
新北市新店區寶橋路 235 巷 6 弄 6 號 2 樓
電話：(02)29178022 傳真：(02)29156275

國家圖書館出版品預行編目資料

生病一定要吃藥嗎？②高膽固醇、血壓、
血糖，九成以上不必吃藥：高血壓不用
減鹽、糖尿病別怕吃水果、膽固醇真面
目竟是……／江守山著 -- 初版 . -- 臺北
市：幸福綠光，2025.1
面； 公分

ISBN 978-626-7254-63-9（平裝）

1. 預防醫學 2. 疾病防制
3. 慢性疾病 4. 保健常識
412.5 113017945

新自然主義

新自然主義

新自然主義